iraudeau

─

d R.ᵉ de Méd de Belgique.
Réponse au Rapport.

─

P. 1850.

─

RÉPONSE

AU RAPPORT

DE LA COMMISSION CHARGÉE D'EXAMINER LA PROPOSITION DE M. PASQUIER

RELATIVE AU

ROB DE LAFFECTEUR

Par M. GIRAUDEAU

Docteur en médecine de la Faculté de Paris.

PARIS

CHEZ L'AUTEUR, 12, RUE RICHER.

RÉPONSE

au Rapport de la commission chargée d'examiner la proposition de M. Pasquier, relative au

ROB DE LAFFECTEUR

PAR M. GIRAUDEAU

Docteur en médecine de la Faculté de Paris.

A MM. les membres de l'Académie royale de médecine.

Messieurs,

Le jour même où je reçus communication du Rapport, je demandai un supplément d'enquête en ces termes :

A monsieur le président,
Et à MM. les membres de l'Académie royale de médecine de Belgique.

Messieurs,

Je viens de parcourir le rapport de la commission chargée d'examiner la proposition de M. Pasquier relative au Rob de Laffecteur, dont je suis le propriétaire.

La commission propose à l'Académie de revenir sur la décision qu'elle a prise presque à l'unanimité, le 27 janvier 1849, et dont le *Moniteur belge* a rendu compte de la manière suivante, le 1er février 1849 :

« M. le président donne lecture de la lettre de M. Thirion, relative à la prohibition du » Rob-Laffecteur.

» M. François propose de discuter immédiatement la question que cette lettre sou-» lève.

1850

» L'assemblée adopte cette proposition.

» MM. Fallot, François, Vleminckx, de Merssman, Carlier, Langlet, Seutin, de Hemp-
» tinne et Lebeau sont successivement entendus.

» L'Académie décide qu'elle demandera au gouvernement qu'il permette, dans l'intérêt
» *de l'art et de l'humanité*, l'entrée en Belgique du Rob de Laffecteur.

» M. de Hemptinne s'est abstenu de voter, parce qu'il n'était pas assez éclairé sur la
» question. »

Si l'on admettait comme prouvées les allégations extrà-scientifiques du rapport, qui, en France, ont été déférées aux tribunaux et jugées calomnieuses, il faudrait en effet proscrire le Rob non seulement en Belgique, mais dans tous les pays du monde civilisé. En attendant que je puisse répondre au rapport imprimé, permettez-moi, messieurs, de demander à l'Académie la nomination d'une commission composée de trois médecins auxquels pourraient s'adjoindre MM. Chandelon et Davreux, chimistes, et qui aurait pour mission de s'assurer par elle-même des détails intimes de la fabrication du Rob de Laffecteur.

Quant aux frais de déplacement de MM. les membres de la commission, je m'engage à y subvenir en envoyant préalablement 1,000 ou 1,500 fr., si ma proposition est agréée. Je pense que l'Académie ne refusera pas cette enquête, qui est toute dans l'intérêt de l'humanité et de sa dignité scientifique.

L'acte d'accusation contre le Rob a puisé ses éléments à toutes les sources, et je pense que puisqu'on vous a érigé en haute cour de justice académique, vous ne refuserez pas, pour un moment, à un homme accusé, à un médecin, à un étranger, le droit d'hospitalité et la faveur qu'il implore de pouvoir se justifier de toutes les imputations qu'on lui a prêtées sur la fabrication d'un remède héroïque, qui ne serait devenu entre ses mains qu'un instrument de fraude et de honteuse spéculation.

Quelle que soit votre décision sur la nomination de la commission à envoyer à Paris, j'espère, au moins, que vous voudrez bien ne pas discuter ce rapport avant que j'aie pu vous envoyer quelques notes que je vais m'empresser de rédiger en réponse au rapport présenté par MM. Pasquier, Chandelon et Davreux.

Veuillez, je vous prie, agréer, messieurs, l'assurance de la considération avec laquelle j'ai l'honneur d'être votre très-humble serviteur,

14 décembre 1850.   **GIRAUDEAU.**

Rapport de MM. Pasquier, Chandelon et Davreux.

La proposition faite par M. Pasquier énonce un fait grave et précis. Elle dit :

Le commerce exploite deux Robs de Laffecteur. L'un d'eux est une drogue sans valeur, etc., etc.

Dans l'intérêt de la santé publique, l'Académie devait adopter la proposition et faire une enquête sur les faits annoncés par un des membres de ce corps savant.

On devait croire que, se renfermant dans le mandat spécial qu'ils ont reçu, MM. les experts se borneraient à donner les caractères distinctifs du véritable Rob, connu 'et apprécié de tous les médecins, et à stygmatiser ce sosie qui, sous le pseudonyme de Laffecteur, est une drogue sans valeur, sans efficacité et nuisible à la santé publique.

MM. les experts disent qu'ils ont pris des échantillons *çà* et *là* chez des personnes con-
» nues par leur probité et qui les ont tirés directement de Paris (1). » Je suis porté à croire que c'est M. Pasquier tout seul qui a pris ce soin. Or, à part deux échantillons, à qui s'est-il adressé pour avoir du Rob ? à M. Louys, pharmacien à Namur.

Voici quels sont les termes de la demande de M. Pasquier à son parent :

« Paris, 21 décembre 1849.

» Veuillez m'adresser deux bouteilles du *véritable* Rob anti-syphilitique de Laffecteur, provenant de la *rue des Petits-Augustins, nº 11, à Paris*. Faites choix, s'il vous plaît, de bouteilles ayant le cachet et l'étiquette *parfaitement intacts*, en un mot, qui soient bien *ficelées*. S'il vous reste encore du Rob avec l'ancienne étiquette, il me sera agréable, dans ce cas, d'en recevoir une bouteille à laquelle vous joindriez seulement alors une autre bouteille avec l'étiquette *moderne* ou bariolée. Je vous saurai beaucoup de gré de joindre à votre envoi *l'instruction* qui accompagne le Rob *et autres pièces y relatives*, si c'est pos-
sible. Notez bien qu'il ne s'agit ici (je le répète) que du Rob *de la rue des Petits-Augustins, nº 11*, et nullement du *Rob végétal de Boyveau-Laffecteur* exploité par le *docteur Giraudeau de Saint-Gervais*, qui est *de beaucoup inférieur* au précédent. Je vous ferai tenir la valeur de cet envoi par la *toute première occasion*. Apprenez-moi donc quel en est le mon-
tant, et soyez, comme l'on dit, raisonnable.

» Plusieurs personnes m'ayant déjà demandé où elles pourraient se procurer le vrai *Rob Laffecteur*, dites-moi, si votre provision est encore assez forte pour que je puisse vous désigner.

» *La ville de Liége ne possède pas* une seule bouteille *de vrai Laffecteur. On n'y trouve que du Giraudeau tout pur.*

» Recevez, mon cher parent, l'assurance de ma parfaite estime et de mon amitié.

» Votre dévoué cousin,

» Victor **Pasquier.** »

Au bas de cette lettre, M. Louys a ajouté :

« M. Hoffman, s'il voyait les lignes ci-dessus, conviendrait que ma
» loyauté est mieux appréciée à Liége que par lui, et que ce que je lui ai
» écrit dans le temps sur les contrefaçons était l'exacte vérité. »

Louys.

(1) Page 2 du Rapport.

Pour remplir la mission qui lui était confiée par son parent, M. Louys m'écrivit, le 24 décembre 1849 (lettre n° 1,609) :

Monsieur,

Je pense que vous me saurez gré de vous transmettre la lettre ci-jointe. Elle est de M. Pasquier, mon parent, pharmacien en chef de l'hôpital militaire de Liége. Je savais depuis long-temps qu'il méditait une nouvelle croisade contre votre spécifique.

S'il était possible d'avoir encore une ou deux brochures in-8° de M. Hoffmann, cela me ferait bien plaisir.

Salut dévoué.

LOUYS.

J'ai le regret de montrer par cette lettre de M. Louys qu'il servait avec ardeur deux causes opposées ; d'un côté, il me faisait part des trames qui s'ourdissaient contre le Rob, et de l'autre il voulait fournir à M. Pasquier, son parent, les deux brochures in-8° d'où ont été extraites les allégations condamnées à Paris et que M. Pasquier ne connaissait même pas un mois après avoir fait sa proposition, puisqu'il les demande le 21 décembre 1849.

Namur, le 13 mars 1850.

Monsieur Giraudeau,

Quant à l'affaire Pasquier, je ne puis pas coucher, *par écrit*, tout ce que je sais, tout ce qui m'a été dit et *écrit* aussi. Ma position est singulière dans cette occasion.

Votre correspondant et votre dépositaire, je dois soigner vos intérêts, qui sont les miens; d'ailleurs, ancienne connaissance, collègue, parent même de M. Pasquier, c'est à moi à qui *il s'est adressé le premier* pour avoir des renseignements, obtenir des confidences ; et il m'en a fait pas mal par réciprocité.

Je sais qu'à Liége il a fait beaucoup de tort au Rob en déclarant à tous les pharmaciens que, d'après son analyse, cette préparation ne méritait aucune confiance. Tout cela est peu digne, j'en conviens, de la part d'une personne occupant une assez haute position scientifique, d'autant plus qu'IL Y A LA-DESSOUS, JE PENSE, UNE AFFAIRE DE BOUTIQUE, *quod videbitur infrà*.

Je ne sache pas que jusqu'à présent rien de sérieux ait été tenté.

Recevez, etc.

LOUYS, ph.

Plusieurs fois M. Louys m'a assuré que le Rob-Hoffman était indignement contrefait en Belgique ; et la preuve que cette pensée était partagée par M. Pasquier, ce sont toutes les recommandations qu'il fait à son parent.

En réponse à la note (page 2) relative aux prix différents des deux marques de fabrique, la raison en est bien simple : elle est toute dans l'intérêt des correspondants de M. Hoffmann, qui, ayant payé 16 fr. le Rob, eussent été frustrés de leurs légitimes bénéfices. Ainsi nous pourrions citer M. Thiriaux qui, un mois avant que j'eusse traité de la copropriété de M. Hoffmann, avait acheté 380 bouteilles de Rob de Laffecteur.

Un mot maintenant sur M. Louys qui a fourni les types examinés par MM. les rapporteurs.

M. Louys s'est repenti d'avoir écouté les perfides conseils de la contrefaçon, et pour me prouver son dévouement, il m'a remis la lettre suivante, qui m'a servi à arrêter une immense opération de contrefaçon :

Bruxelles, 19 avril 1850.

Mon cher monsieur Louys,

Je vais, par la présente, vous soumettre ce que j'ai déboursé pour l'attirail Rob-Laffecteur :

Les deux cachets, un sur la bouteille avec manche,	25 fr.
L'autre en acier pour la capsule, »	25
La gravure des bois, nom avec le clichet,	80
Pour le tirage de deux mille en deux couleurs, soit 10 tirages,	100
Fourniture du parchemin qui couvre la bouteille, imprimé avec bordures en deux couleurs,	60
12 caisses en bois comme vous en avez,	15
200 capsules fortes à 14,	28
1 franc pour du fil rouge fort,	1
	334
Plus, la petite contre-étiquette à 2,000 m.,	10
J'ai déboursé comptant,	344 fr.
Nous pouvons garnir deux mille bouteilles avec cet attirail. Maintenant les bouteilles coûtent pour mille demi,	140 fr.
Pour mille grandes,	170
	344
	654 fr.

Pour le moment, M. V∴ n'a commandé que 700 1\[2 bouteilles et 300 grandes.

Maintenant les journaux coûteraient, pour 2 mille, 150 francs, vu que j'ai déjà toutes les gravures en bois.

Je vous enverrai la pâte jujube et réglisse avec les pastilles de gomme et réglisse anisé que je soignerai en pastilles.

Je crois que nous ne devons pas reculer devant tous ces frais; car je crois voir pour l'exportation chance de vente. Ainsi ce serait, selon moi, manquer à nos intérêts que de ne pas faire faire le journal : j'attendrai votre avis à ce sujet. Si je n'étais pas si pressé d'ouvrage je serais allé vous voir du même jour; mais je ne sais pas quand; car plus je crois être avancé, plus je suis arriéré. Cependant nous travaillons ferme. Ce sont toutes ces exploitations qui m'ont tout dégarni. Vous me direz par la même occasion comment vous trouvez la caisse en question (1).

Votre tout dévoué, G. Bertrand.

Puisque M. Louys avait prêté l'oreille à la contrefaçon du Rob de Boyveau-Laffecteur, ne serait-il pas possible qu'il eût acheté aussi, sans le savoir, à Bruxelles, de la contrefaçon du Rob de la rue des Petits-Augustins.

Pour démontrer encore mieux le grandiose de la contrefaçon du Rob-Laffecteur, je citerai le relevé des livres de Mme veuve Ed. Dedorlodot, de Charleroy, ainsi conçu :

Livré à M. X. X., à Bruxelles :

1850.

Mars 30.	182 litres à	cachet Rob Boyveau-Laffecteur.		
Juin 29.	200 1[2	»	»	»
	300 litres	»	»	»
	600 1[2	»	»	»
Juillet 3.	476 litres	»	»	»
	615 1[2	»	»	»

A Monsieur Brunin-Labiniau, à Bruxelles.

1848.

Mars 10.	200 1[2 litres	Rob Boyveau-Laffecteur.	
	100 litres	»	»
Août 23.	250	»	»
	350	»	»

C'est par hasard que j'ai pu me procurer ce relevé authentique de la contrefaçon, et je ne puis pas nommer d'autres verreries, parce que je n'ai pas les preuves matérielles à l'appui. Au milieu de toutes les tracasseries que l'on m'a suscitées, je relis de temps en temps les encouragements que je reçois de savants honorables et désintéressés, et il en est un

____

(1) Vingt-cinq bouteilles de Rob contrefait avaient été envoyées à M. Louys pour les examiner.

surtout dont j'aime à retracer les nobles conseils. Il m'écrivait en ce sens en 1850 :

Monsieur,

J'ai reçu la lettre de M. Hoffmann, accompagnée ou suivie de la vôtre.

Maintenant que vous êtes seul propriétaire de ce composé puissant, de ce composé qui a ramené à la santé et à la vie tant de pères de famille et d'hommes précieux pour la société, je me persuade que vous comprendrez toute l'importance et la grandeur des obligations qui vous sont imposées par rapport à la santé publique.

Maintenant doivent disparaître toute espèce de spéculations et de réclames charlatanesques. Les preuves de la valeur thérapeutique du puissant modificateur dont vous êtes devenu le propriétaire exclusif ne doivent plus être l'objet d'articles de journaux politiques, attendu qu'elles sont connues des médecins par lesquels sa propagation continuera à avoir lieu, et sans l'intervention desquels l'acquisition ne se fait que rarement. Dans la nouvelle position où votre nom se trouve, vous devez faire disparaître la plus petite trace des antécédents que l'on vous attribue, et ne pas oublier qu'à côté de la nouvelle confiance qu'on va vous accorder, l'analyse chimique des médecins se trouvera toujours. Sur ce point, je vous l'avoue franchement, je me place en première ligne, et je vous déclare que si mes résultats thérapeutiques ne correspondaient pas à l'efficacité par moi reconnue du Rob de la rue des Petits-Augustins, j'en ferais l'objet de publications dans les journaux de médecine d'abord.

J'aime à croire que pareille chose n'arrivera pas, parce que, actuellement seul propriétaire, vous accepterez fidèlement la main de la fortune et servirez avec honneur la santé publique.

Si mon opinion, Monsieur, pouvait être de quelque importance dans votre esprit, elle serait celle de donner la plus grande et la plus laconique publicité à la dernière convention avec M. Hoffmann ; ce serait démontrer que le Rob-Laffecteur de la rue des Petits-Augustins est resté le même, et que le propriétaire seul a changé de nom.

Soyez fidèle, Monsieur, dans la confection du Rob ; qu'il réponde aux expériences chimiques comme par le passé, et vous trouverez en moi un protecteur sérieux et franc. Dans ce cas, ma devise sera toujours : La santé publique avant tout, et rien de plus.

Veuillez agréer l'hommage de ma considération particulière.

E. THIRION, D. M.

Namur, 16 février 1850.

Deuxième lettre :

Monsieur,

Votre lettre du 18 de ce mois, en réponse à la mienne du 16, m'a fait plaisir. Sans qu'il faille jamais perdre de vue que ma devise sera toujours : La santé publique avant tout, je vous avoue que je commence à éprouver le besoin de seconder la bonne foi que vous montrez par rapport à la confection du Rob-Laffecteur. Médecin indépendant, je ne veux défendre que la santé publique, sans cependant jamais reculer devant une publication signée, quand il est nécessaire.

Partant de ces idées, sur lesquelles je m'appuie, je me décide à vous dire que M. Pasquier est réellement à la recherche de la composition du Rob. Semblable à celui qui vend la peau de l'ours avant d'avoir tué l'animal, il parle déjà de la manière dont *l'exploitation devrait se faire.*

Il recherche aussi des documents propres à établir que vous auriez, avant votre dernier contrat, publié des choses défavorables au Rob-Laffecteur. Je viens de lire sa lettre adressée à M. Louys, où il dit encore qu'il possède les substances, et qu'elles ont été prises dans la cuve de M. Hoffmann, où elles étaient en macération, et avant l'adjonction des matières saccharines. Jusqu'à preuve du contraire, je considère cette allégation comme une mystification, une spéculation ou tout autre chose, et je me dis que si le Rob est un composé végétal, l'entreprise chimérique de M. Pasquier ne réussira pas à détrôner le Rob-Laffecteur.

Il se torture l'esprit, dit-il, sur cet objet ; mais je pense que la turgescence de son cerveau fera fendre son crâne avant d'avoir découvert la véritable composition.

Il fait partie d'une commission formée pour cet objet au sein de l'Académie. De sorte qu'à votre place, j'adresserais à celle-ci un *petit* Mémoire sur votre nouvelle et exclusive propriété ; sur les fraudes commises et à commettre en Belgique ; sur leurs dangers pour la société ; sur l'impossibilité, depuis longtemps reconnue, de reconnaître par l'analyse la véritable composition du Rob ; enfin, sur la fidélité que vous apporteriez toujours dans la préparation du remède.

Cette manière de faire, très courtoise, répondrait à la confiance que l'Académie a accordé au Rob-Laffecteur, et contribuerait puissamment à faire éluder toute tentative de contrefaçon.

Il ne faut pas perdre du temps sur tout cela. La contrefaçon est à tel point à l'ordre du jour, qu'un nommé X. X., de Bruxelles, je pense, vend du Rob à 10 fr. la bouteille rendu à Namur.

Veuillez agréer, je vous prie, mes civilités sincères.

THIRION, D. M., à Namur.

Namur, 20 janvier 1850.

Agrandissant indéfiniment le mandat spécial qui leur avait été confié, MM. les experts blâment ironiquement l'arrêté royal du 22 mars 1849. Ils se demandent pourquoi le gouvernement, à la suite de la discussion à laquelle l'Académie s'est livrée sur le Rob de Laffecteur, a permis l'importation en Belgique, non pas seulement de ce Rob, mais de tous les sirops pharmaceutiques. Probablement, dit le rapport, c'était pour faire venir de France le sirop d'escargots, de guimauve, etc. (1) A ces réflexions, on voit que vous êtes orfèvre, M. Pasquier, et vous avez craint que cette tolérance ne fît tort au commerce pharmaceutique. Quant à la critique que vous faites des sirops vendus avec un nom français, vous avez raison de les stygmatiser ; car tout le monde sait que les sirops de Briant, de Lamouroux, de Nafé, sont entièrement contrefaits en Belgique.

MM. les experts disent que *l'odeur*, la *saveur* et la *couleur* varient généralement presque pour chaque Rob, qu'aucun des Robs n'a l'aspect d'une

(1) Page 7 du rapport.

bouillie trouble comme le *Rob primitif.* La mousse n'a pas persisté long-temps pour les 1.os 4, 5, 6 et 7. Certains Robs précipitent, d'autres non.

Voilà les points incriminés.

L'on sera d'autant plus fondé à contester cette expérience sur la mousse non persistante, que ce caractère distinctif s'est rencontré dans l'analyse ordonnée par le procureur du roi de Bruxelles, lors du procès de M. Brunin, prévenu d'avoir trompé sur la nature de la chose vendue.

Il est fâcheux que MM. les experts n'aient pas soumis le Rob à toute la filière des réactifs, car peut-être auraient-ils reconnu d'autres contrefaçons que la Bouteille n° 9. Quant à nous, nous pourrions montrer des produits de trois maisons de Belgique qui ont contrefait le Rob de Boyveau-Laffecteur.

Il nous paraît surprenant que MM. les experts aient constaté une densité de 34°, et même 33° 1[2, pour les Robs de Laffecteur, qui n'ont jamais marqué moins de 35 à 36, comme le démontre le rapport de MM. Lassaigne, Tardieu et Lesueur, que MM. les experts ont entre les mains et dont j'extrais ce qui suit :

« La couleur du liquide renfermé dans cette bouteille (1) est plus foncée
» que celle des précédents sirops A. A' et B ; la consistance est aussi plus
» épaisse , sa saveur est sensiblement *plus sucrée.*

» Essayé au pèse-sirop, il a marqué 37° 2[10, c'est-à-dire 7° de plus
» que les précédents sirops ; sa densité, déterminée par la méthode du fla-
» con, a été trouvée de 1,346 à la température de 14°.

» L'eau distillée ajoutée à ce sirop le trouble, et ce mélange rougit le
» papier de Tournesol.

» Les réactifs auxquels nous avons soumis ce liquide ont été les mê-
» mes que ceux essayés sur les sirops A. A' et B ; *l'azotate de Barite,*
» *l'oxalate d'ammoniaque, l'acétate de plomb tribasique, l'ammoniaque, l'a-*
» *zotate d'argent* et *l'acide azotique* se sont comportés de la même manière.

» Les liquides contenus dans les demi-bouteilles marquées D. F. G.
» H. K. L. ont présenté la même couleur, la même saveur et à peu près
» la même consistance que le liquide de la bouteille C. ; leur densité a été
» trouvée cependant un peu plus faible, comme on le voit par le résul-
» tat suivant :

(1) Rob de Boyveau-Laffecteur.

à l'aréomètre ou pèse-sirop.

D	a marqué	36°	5	densité	=	1,334
F	Id.	35	0	Id.	=	1,310
G	Id.	35	0	Id.	=	1,320
H	Id.	35	4	Id.	=	1,321
K	Id.	35	4	Id.	=	1,320
L	Id.	35	3	Id.	—	13,19

Voilà donc MM. les experts de Paris en désaccord avec la commission de Liége ; et cette contradiction évidente, matérielle, prouve que les expériences n'ont pas été faites avec assez de soin. Nous avons pesé de nouveau le Rob : à 5° de froid il a marqué 37, et à 15°, 36°.

Une autre considération ressort du rapport de MM. les experts de Paris : c'est la ressemblance parfaite de toutes les bouteilles de Rob, C. D. F. G. H. K. L., fabriqué à diverses époques. Tous les réactifs ont été passés en revue, et les experts concluent à l'identité du Rob. Comment se fait-il donc qu'il y ait des différences sur les bouteilles achetées et analysées en Belgique ?

Que conclure de la contradiction de ces analyses ? C'est qu'il est impossible d'arriver à un fait précis, mathématique, en chimie organique ; et qu'en outre, si les conclusions du rapport à l'Académie ne sont pas aussi complètes que celles des rapports ordonnés par les tribunaux de Paris et de Bruxelles, c'est que ces Messieurs n'ont pas expérimenté avec tous les réactifs, comme leurs collègues nommés par la justice.

Et c'est d'après un travail aussi incomplet que l'on vient conclure devant l'un des premiers corps savants de l'Europe,

1° Que les Robs Hoffmann diffèrent du Rob primitif et diffèrent entre eux ;

2° Que les Robs Giraudeau diffèrent aussi du Rob primitif et diffèrent aussi entre eux (1) ;

Puis, pour couronner l'œuvre, MM. les experts ont fabriqué un Rob qui, disent-ils, présente de nombreux points de ressemblance avec les Robs Hoffmann n° 1 et Giraudeau n° 8 ; et de plus, il paraît que leur Rob présente la bouillie trouble, qu'ils regardent comme un des caractères distinctifs du Rob primitif.

---

(1) Mais, où donc est pour eux le type primitif ? Est-ce qu'une *bouillie trouble* peut constituer un type de sirop.

Si la chimie est d'un grand secours pour la médecine légale, il faut avouer qu'elle est bien impuissante pour l'analyse des substances organiques. Voilà en trois ans trois analyses du Rob de Laffecteur faites en France et en Belgique par des hommes du plus grand mérite, et personne n'a pu en surprendre un seul élément constitutif.

On parle du rapport de Bucquet où il est fait mention d'une bouillie épaisse; mais est-ce qu'une défectuosité constitue une qualité? Doit-on le préparer *secundum artem?* En 1778, on préparait mal tous les sirops, et pendant quelque temps le Rob s'altérait par l'exportation, fermentait ou formait des dépôts nuisibles aux propriétés thérapeutiques du remède.

Répondrai-je aux différences que MM. les experts ont cru remarquer entre les divers Robs? Mais qui ne sait que les goût, saveur et odeur peuvent varier selon la qualité des substances que l'on emploie? Par exemple, si par mégarde on employait des substances qui auraient souffert en mer, nul doute que le Rob n'eût un goût tout autre que fabriqué avec de bons éléments. L'eau que l'on emploie a aussi des réactions plus ou moins avantageuses. Aussi nous employons généralement par mois pour 100 fr. d'eau filtrée provenant de l'établissement national des Célestins. Eh bien, nous avons remarqué quelquefois des rendements différents, parce qu'il est arrivé qu'on nous avait donné de l'eau de puits! — Pour remédier à cet inconvénient, la ville vient de nous concéder une conduite d'eau, et nous établissons en ce moment un filtre Souchon pour l'usage de notre fabrication du Rob-Laffecteur.

Il n'existe pas de Rob primitif servant de type; il n'existe et il n'a jamais existé qu'une formule qu'il a fallu exécuter selon les meilleures règles de la chimie pharmaceutique. C'est pour arriver à cette perfection qui distingue le Rob de tous les autres sirops dépuratifs, que cette année encore il a été établi, à grands frais, d'immenses appareils au bain-marie où l'on peut fabriquer de 2 à 3 mille litres de Rob en quelques jours.

En résumé, le travail de MM. les experts nous semble avoir été fait très légèrement; nulle part on ne voit un produit défini, caractérisé, reconnu. Sous le rapport de l'analyse quantitative, pas le moindre essai, pas même d'intention. On signale, il est vrai, des variations dans l'odeur, la couleur, la quantité des troubles, des *magmas*, des précipités; mais on ne prend pas garde que ces différences naîtront également, soit que la dose du réactif augmente ou diminue, la dose du sirop restant la même; soit que la dose du sirop varie, la dose du réactif restant uniforme.

Jamais, dans ce rapport, on ne voit une expérience faite avec *mesure, nombres* et *poids*, c'est-à-dire avec cette règle vieille comme le monde; malgré ces causes de nullité, les différences sont acceptées comme signifiant une différence dans la composition des sirops.

Il faut donc retenir, à propos des expériences analytiques, que tous les essais, tous les mélanges ont été opérés sans ordre, sans méthode, sans but déterminé, puisque leurs résultats n'ont pu se traduire pour leurs auteurs que par les dénominations insignifiantes, banales, de *troubles*, de *précipités*, de *magmas*.

Il est probable que si l'on faisait une descente chez plusieurs pharmaciens pour y saisir et examiner le sirop de Cuisinier préparé d'après le Codex, on trouverait plus de différence entre ce remède pris chez un pharmacien et le même remède pris chez un autre, qu'entre les divers Robs qui ont été non analysés mais dégustés.

Dire que ces messieurs n'ont pas perçu une odeur qu'ils ont cru pouvoir comparer et définir, serait se mettre dans l'impossibilité de fournir la preuve de l'assertion opposée à la leur; mais si l'on veut se rappeler que Barruel, le chef des travaux chimiques de l'Ecole de Médecine, osa un jour, lui aussi, annoncer que par l'odeur du sang qu'il examinait il reconnaissait l'animal auquel avait appartenu ce sang; si l'on se souvient que, mis en demeure de prouver le fait, ce chimiste exercé vit pourtant la sagacité de son goût et celle de son odorat mises en défaut; pourquoi donc attacherait-on la moindre importance à la vue des experts qui ont remarqué plus ou moins de mousse, et à leur palais et à leur nez qui ont perçu telle saveur ou telle odeur? Ces organes sont excellents pour déguster un bon dîner, mais on doit les récuser pour les analyses de la chimie.

EXAMEN DES NOTES DE M. PASQUIER.

La proposition adoptée par l'Académie avait pour but de rechercher lequel des deux Robs de Laffecteur était le bon, le véritable, et on a fait un

cours de législation sur la police de la pharmacie. La loi de germinal an
XI a prohibé l'annonce des remèdes secrets ; la pénalité a été édictée par
la loi du 29 pluviôse an XIII, et c'est la même année qu'a paru le décret de
prairial qui autorise le Rob de Laffecteur. Il est vrai que deux décrets de
1810 et 1811 avaient pour but de faire cesser tous les privilèges de remèdes
secrets en les achetant ; mais jamais ils n'ont été exécutés, et depuis lors
tous les gouvernements qui se sont succédé en France ont reconnu les
droits légitimes de la possession de la formule du Rob de Laffecteur dans
les familles Hoffmann et Boyveau.

Depuis 1793, la propriété du Rob s'étant divisée, il y a toujours eu lutte
vive entre les deux familles ; et à cela qu'y a-t-il d'étonnant ? Le Rob vaut
certaines couronnes, et les prétendants avaient des droits égaux. Mais enfin la réconciliation s'est faite ; il existait des torts mutuels, et dans l'intérêt
de l'humanité, tous les droits se sont fusionnés ; et il ne reste plus que la
guerre étrangère. qui s'éteindra, nous l'espérons, après le vote de votre
assemblée, érigée en congrès œcuménique pour le Rob de Laffecteur ; il y a
des schismes, de faux apôtres, et vous les condamnerez.

Quant aux allégations du Rapport, page 15, empruntés à des écrits qui
ont été condamnés comme diffamatoires, je renvoie aux jugements des
7 mars 1845 (1) et 6 mars 1846, qui ont prononcé quinze jours d'em-
prisonnement, mille francs d'amende et l'insertion du jugement dans
trois journaux.

Copies légalisées à l'ambassade de Belgique de ces jugements ont été
envoyées, il y a un an, au président de l'Académie, au procureur du roi
de Bruxelles et au ministre de la guerre. Quant à la vente du Rob de
Laffecteur, à quoi doit-elle être attribuée ? à son efficacité. Et la preuve que
les *annonces* ou *les petits* livres ne font pas tout le mérite de ce remède,
c'est qu'en moins de deux mois, MM. Jansens et Maciejowski ont expédié
deux mille bouteilles de Rob pour Saint-Pétersbourg, dont 1,500 sont
parties par grande vitesse, le 16 décembre 1850. Or, on sait qu'en Russie
les annonces et la vente des remèdes secrets sont prohibées ; mais et
par une exception tout honorable pour le Rob Laffecteur, il a été excepté
de cette prohibition, et le journal de Saint-Pétersbourg a inséré l'avis
suivant :

(1) *Gazette des Tribunaux* du 8 mars 1845.

« La vente du Rob a été autorisée à Saint-Pétersbourg par l'autorité compétente, après examen et sur l'avis favorable de la commission médicale, conformément à la loi. »

Il en a été de même à Naples, dans le Piémont, à Vienne, à Berlin, et même en Orient. La sévérité des hospodars s'est adoucie; on expédie par 500 et 600 bouteilles à la fois, à M. Keun, agent-général, et les journaux de Bucharest ont publié cette note : « Les effets heureux du Rob de B. Laffecteur dans les cas désespérés ayant été constatés à Bucharest, l'honorable commission médicale en a autorisé la vente en Valachie. »

Quant aux citations, pages 17, 18 et 19, tout le monde sait qu'avant d'avoir acquis la propriété du Rob de Laffecteur, j'en avais été l'antago niste ardent. J'avais cru aux assertions de Swédiaur et de Richerand ; mais l'évidence m'a brûlé les yeux : je me suis rallié franchement. J'ai quitté le manteau d'infidèle pour revêtir celui d'apôtre, et en cela j'ai o béi à la doctrine de saint Augustin, qui dit qu'il y a plus de joie dans le ciel pour un pécheur qui se convertit que pour cent justes qui persévèrent. J'ai renoncé à laisser annoncer le Rob qui portait mon nom depuis 1836, et ce n'est qu'en 1842 que j'ai acquis la formule du Rob de Laffecteur, qui, en effet, étant un dépuratif puissant, peut convenir dans tous les cas où l'on prescrit les sirops anti-scorbutiques et dépuratifs, et qui par conséquent peut être d'un puissant secours dans une foule de maladies causées ou entretenues par des vices acquis ou héréditaires. Aux pages 20, 21, 22, 23, 24 et 25, le chimiste quitte son laboratoire et revêt la toge doctorale, et après avoir fait de la discussion médicale, il termine par une grosse méchanceté empruntée à M. Hiclet. Mais où est la preuve de ce que vous avancez ?

Déjà la *Revue de Namur* avait caractérisé la brochure de M. Hiclet en ces termes :

« Ce mémoire est un composé de 88 pages d'impression, format in-8,
» y compris des *additions* et un *appendice*. On y trouve 198 points admira-
» tifs, si j'ai bien compté, et 116 vers. C'est donc un ouvrage en prose et
» en vers; son principal mérite est d'être presque en entier une compila-
» tion fatigante ; et si j'ajoute que l'altération des choses et des faits y
» existe très souvent au bénéfice de quelques idées saugrenues de l'auteur,
» vous conviendrez déjà avec moi que ce travail est un amphigouri. »

L'ouvrage a pour titre : *Les remèdes secrets dévoilés au public.* L'imprimeur est L.-J. de Court, d'Anvers.

M. Hiclet ayant été jugé par le rédacteur de la *Revue de Namur*, je n'ajouterai rien à cette citation.

Les considérations produites page 26 et 27 prouvent que M. Pasquier veut à toutes forces opérer des réformes dans la police de la pharmacie. Il interprète à sa manière l'arrêt du conseil de 1778 et ne parle jamais du décret de l'an XIII qui constitue la propriété du Rob de Laffecteur. Pourquoi revenir sans cesse (pag. 28 et 29) sur les discussions qui ont eu lieu devant les tribunaux entre les deux propriétaires du Rob-Laffecteur ? Cette guerre a commencé en 1793 et a coûté plus de cinq cent mille francs. Mais ne sait-on pas qu'enfin est intervenu, le 12 janvier 1850, un jugement définitif qui a donné gain de cause à M. Giraudeau ? Donc, les accusations portées dans des libelles diffamatoires sont légalement nulles, et on ne comprend pas que MM. les experts aient reproduit de pareils faits devant un corps savant. Si cette reproduction avait lieu en France, una seule réponse serait de la traduire devant un tribunal de police correctionnelle :

FORMULES DU ROB DE LAFFECTEUR.

MM. les experts citent, page 33, plusieurs auteurs qui pensent que la salsepareille et le gaïac sont la base du Rob. Mais sur quoi se fondent ces présomptions ? Accuse-t-on MM. les commissaires d'avoir trahi le secret du Rob ? Non. On cite MM. Baumès, Lemery, Morelot, Poiret ; mais sont-ce là des autorités ? Que dire de l'historiette de M. Pelletan relativement à une formule qu'il propose et qui lui a été donnée par un excellent homme *qu'il ne nomme pas.*

Avant d'aller plus loin, qu'il me soit permis de dire que le Rob de Laffecteur n'est en aucune façon une imitation du sirop de Cuisinier ; car la recette de ce dernier est postérieure de trois ans au Rob de Laffecteur. Par conséquent, la note hostile au Rob qui existait dans le Codex de 1818 a dû disparaître et a disparu de l'édition de 1836.

MM. les chimistes qui ont dressé si savamment l'acte d'accusation contre le Rob n'ont pas toujours choisi leurs arguments avec un grand discernement. Or, voici ce qu'ils disent, pages 36 et 37 :

» On sait qu'en 1788, Laffecteur fut chargé de fournir son remède pour
» le service des hôpitaux de la marine et les vaisseaux de l'Etat; il y eut
» un règlement du ministre de la marine qui enjoignit aux médecins et aux
» administrateurs des hôpitaux de veiller à ce que chaque vaisseau partant des ports de France fût muni d'un approvisionnement de Rob antisyphilitique. »

Cette annotation, qui est un des plus beaux fleurons de la couronne du Rob, prouve, contrairement aux assertions de la page 26, que l'arrêt du Conseil d'Etat du 5 mai 1781, qui stipule « que nul privilége ou brevet ne sera accordé que pour trois ans, » ne concernait pas le Rob, puisque le gouvernement traita avec Laffecteur pour la marine de l'Etat. Il est prouvé, en outre, que le secret en avait été bien gardé, même en 1793, puisque le ministre de la marine fit un nouveau marché avec Boyveau pour toute la durée de la guerre de la République. Comment donc croire à cette confidence mystérieuse faite à M. Van Mons par l'un des commissaires de la marine française ?

MM. Savaresi, Virey, Cadet de Gassicourt, Swédiaur, Richerand, ont aussi publié des formules de Rob qui diffèrent toutes l'une de l'autre. Bouchardat, dans son Annuaire de 1850, a aussi donné une formule; mais il a soin de dire : « Voilà la formule qui paraît se rapprocher le plus de celle du Rob de Laffecteur; cependant elle n'est pas *plus exacte* que celles qui ont été publiées le secret, de ce remède n'ayant jamais été divulgué. »

La composition du Rob remonte à une époque fort ancienne; M. Pasquier, d'après Villars, dit à l'année 1500. Il y a quelque chose de vrai, s'il s'agit de l'époque reculée à laquelle on fait remonter l'origine du Rob. On remarquera qu'à cette même époque, tous les remèdes étaient composés d'un très grand nombre de substances formant un seul mélange. Mais on n'obtiendrait encore qu'un centième de la vérité, lors même qu'on parviendrait à découvrir une des plantes qui figurent dans les mélanges dont nous parlons. Quant au Rob, son origine se perd dans la nuit des temps.

C'était déjà, avant l'arrêt de 1778, un secret qui était le patrimoine d'une famille.

Les éléments nombreux qui constituent le Rob de Laffecteur sont analogues à ceux qui entrent dans la thériaque de Venise, si célèbre par ses succès et la solennité avec laquelle on la composait devant le doge et les autorités de la République. Les pharmacologistes modernes se révoltent contre cette composition bizarre, où se trouvent alliées les substances les plus hétérogènes. Cependant, c'est à ces propriétés mixtes que sont dus les succès de ce chef-d'œuvre de l'empirisme, selon l'expression du célèbre Bordeu, qui en faisait un grand usage.

MM. les experts soupçonnent la présence de la salsepareille; mais ont-ils isolé la smylacine? Non. C'est à l'odeur et à la mousse qu'ils s'en rapportent! Si en 1778 le Rob n'avait été que la reproduction des vieilles formules dont parle M. Pasquier, page 12, il est évident que les membres de la Société royale de médecine n'auraient pas rendu un aussi éclatant hommage au Rob de Laffecteur, remède nouveau pour la science médicale.

Renseignements sur le procédé Hoffmann (1).

Voilà la clef du procès scientifique fait au Rob. « *M. Pasquier* veut que l'Académie juge si la Belgique doit rester tributaire plus longtemps de la France pour le Rob Laffecteur (2). » A cet effet, il dit tout ce qu'il sait et même les confidences d'un savant dont personne ne suspectera la bonne foi , *car M. Pasquier a soin de ne pas le nommer*; mais je dois m'en défier, moi, puisqu'il a trahi les confessions que lui a faites M. Hoffmann, et qu'il a livré le soluté aqueux qui compose le Rob. La langue française n'a pas d'expression académique pour caractériser la bonne foi d'un tel savant, et il est fort heureux que les confidences de M. Hoffmann n'aient pas été plus loin; car, au mépris de la propriété, les indiscrétions auraient été complètes. Or, si le secret du Rob vaut trois cent mille francs, je suppose, l'honorable savant, ayant M. Pasquier pour rapporteur, eût affranchi la Belgique de l'achat du Rob et M. Hoffman eût perdu sa propriété. Admirable manière de comprendre la loyauté et les relations internationales !

(1) Page 38.
(2) Page 39.

3

PARTIE MÉDICALE.

Je crois avoir répondu à toutes les allégations du rapport. Quittant maintenant les cornues et les arguments théoriques, je me permettrai de demander à MM. les experts : Est-ce bien là ce que l'Académie attendait de vous ? Pour prouver qu'il était utile de prohiber le Rob de Laffecteur, dont vous ne contestez nulle part les effets thérapeutiques, vous auriez dû dire : Voilà une préparation qui vaut mieux, ou du moins qui vaut autant que le Rob. Telles et telles expériences publiques ont été faites dans les hôpitaux, tels et tels médecins ont guéri des maladies rebelles aux autres moyens connus. Au lieu de cela, que venez-vous révéler à l'Académie ? la recette d'un insignifiant sirop qui peut être remplacé par le sirop de Cuisinier ou tout autre, et qui n'a aucune analogie avec le Rob de Laffecteur.

Pensez-vous que votre rapport puisse en rien nuire à la réputation du Rob de Laffecteur ? Vous vous trompez. Ce remède a pour lui son passé et son présent, et aucun chimiste ne parviendra à détruire les expériences thérapeutiques. Il a une puissance bien supérieure aux sirops de salsepareille, de Cuisinier, de Cadet, de Savaresi, de Bouchardat; et pour en démontrer la constante efficacité, je me bornerai à citer quelques-unes des observations authentiques qui ont été recueillies depuis 1778. Vous m'avez attaqué en chimiste, je vous répondrai en médecin, l'Académie décidera et vous appliquera peut-être le mot d'Appelle. Je dois même remercier MM. les experts d'avoir attaqué avec tant de véhémence la formule du Rob de Laffecteur ; cela me servira de justification pour les documents ci-après mentionnés.

Jetons donc un coup-d'œil rétrospectif sur le Rob de Laffecteur dont l'histoire renferme plus d'un fait dramatique qui a encore le privilége d'intéresser les médecins de tous les pays et d'émouvoir les corps savants.

Sur la requête présentée au roi Louis XVI, intervint un arrêt du Conseil d'état du 12 septembre 1778 qui autorisa Denis Laffecteur à vendre et débiter le Rob et à le marquer de son nom, cachet. Cet arrêt fait défense à toutes personnes de contrefaire ladite marque, sous peine de faux et mille livres d'amende.

En conséquence des succès de ces premières expériences, les médecins, occupés de la rédaction de la *Gazette de santé*, en rendirent compte dans la feuille du 15 octobre 1778, n° LIII, de la manière suivante :

Extrait de la Gazette de Santé.

Depuis que le mal vénérien existe en Europe, on n'a cessé de chercher des moyens propres à combattre ses redoutables effets. Presque à la naissance de la maladie, les bois sudorifiques et le mercure furent mis en usage. Ces deux secours sont devenus la base de presque tous les remèdes vantés pour cette maladie. Le mercure surtout, malgré l'ancien préjugé qui le mettait au rang des poisons froids, a passé jusqu'ici pour le remède le plus puissant que l'art ait pu imaginer contre ce fléau. L'efficacité du mercure a été prouvée par la sanction des hommes les plus éclairés et les plus expérimentés dans l'art de la médecine. Mais, en avouant ses avantages, peut-on se dissimuler ses inconvénients, et combien la méthode la plus sûre, qui est celle des frictions, est gênante, désagréable, exige de précautions, soit pour préparer le malade, soit pour le mettre à couvert des accidents quelquefois inévitables de la part du mercure, tels que la salivation? Ajoutez à cela la longueur du traitement, la maigreur et quelquefois le dépérissement du malade, qu'il faut rétablir enfin avec des restaurants, du lait, etc. Ce sont, sans doute, ces considérations qui avaient fait préférer, par Fernel, Paulmier, etc., l'usage des bois sudorifiques au mercure, et fait désirer à tous les médecins la découverte d'un remède interne qui remplît leurs intentions, sans faire éprouver aux malades de pareils accidents.

Les diverses préparations mercurielles ont été d'un faible secours, comparées au mercure en substance, auquel elles ont été jugées inférieures, puisque sans mettre à l'abri des inconvénients ordinaires du mercure en frictions, elles n'en ont pas le même avantage, et exposent d'ailleurs à l'action corrosive des sels qui résultent de la combinaison du mercure avec les acides minéraux ou végétaux. On était donc réduit, lorsqu'il s'agissait de guérir radicalement le mal vénérien, à prendre les plus grandes précautions, à préparer le corps, à adoucir, à corriger sans cesse le remède. Tous ces inconvénients ont sollicité le zèle des gens de l'art à s'occuper de la découverte d'un secours qui pût guérir cette maladie, comme on dit, *cito, tuto et jucundè.*

Un possesseur d'un remède, qu'il disait réunir ces propriétés, encouragé par des succès multipliés, a osé se présenter. Il a demandé des malades et des juges. Les premières expériences ont été faites à Saint-Denis; elles ont réussi. On n'a pas cru cette épreuve suffisante (comme de raison) ; on a pris à Bicêtre douze sujets atteints de maladie vénérienne. Les médecins les plus célèbres de la capitale ont été invités à venir les voir et constater leur état ; un grand nombre, dont tous sont de la Faculté ou de la Société royale de médecine de Paris, ont suivi avec exactitude ce traitement. On a été étonné de la manière prompte et efficace avec laquelle ce remède agit et guérit sans accident, sans inconvénient. Soumis à l'analyse chimique, il n'a rien offert de métallique. Ses effets, dont nous avons été témoins, nous forcent de dire que depuis qu'on cherche des remèdes contre ce fléau de l'humanité, on n'a pas encore fait de découverte si heureuse.

— 20 —

Sur le rapport fait à la Société royale de médecine, et sur la délibération de cette compagnie, Sa Majesté vient d'accorder au propriétaire du remède un arrêt de son conseil, en date du 12 septembre, et dont l'objet est d'en favoriser la vente et la distribution, et d'en faire constater journellement les effets sous les yeux de deux des médecins de la Faculté de Paris et de la Société royale de médecine, chargés d'en diriger l'administration dans une maison particulière établie à cet effet à Paris, et d'en rendre compte à leur compagnie.

Ce remède consiste en un sirop épais, ou plutôt un Rob, dont la saveur n'est point désagréable.

Indépendamment de ces premières épreuves, la Société royale de médecine de Paris a nommé huit commissaires, qui se sont eux-mêmes procuré les drogues nécessaires pour la préparation du Rob du sieur Laffecteur ; et avec ce remède ainsi composé, de nouveaux commissaires ont traité plusieurs malades gravement atteints du virus vénérien, et la Société royale de médecine s'exprime sur cette double expérience en ces termes :

Extrait des registres de la Société royale de médecine de Paris.

La Société royale de médecine ayant entendu, dans sa séance tenue le 10 septembre 1779, le rapport des commissaires (ils étaient au nombre de huit) (1) qu'elle avait nommés pour préparer le Rob du sieur Laffecteur, suivant la recette qu'il avait communiquée, avec les drogues qu'ils se sont eux-mêmes procurées ;

Duquel rapport il résulte que ce remède ne contient pas de mercure.

Ayant entendu depuis, dans sa séance tenue le 7 avril 1789, le rapport des commissaires qu'elle avait nommés pour administrer le Rob du sieur Laffecteur, ainsi préparé, à des malades attaqués de maladies vénériennes ;

Duquel rapport il résulte ;

1° Que, sur six malades, un a été rejeté, parce qu'il s'est manifesté, dès le commencement du traitement, des symptômes produits par le mercure que ce malade avait pris à Bicêtre peu de jours auparavant ;

2° Que deux autres ont été jugés complétement guéris par la disparition totale des symptômes très graves, dont aucun n'est revenu depuis trois mois que le traitement est fini ;

3° Que deux autres malades ayant été traités par la même méthode, leur santé a été bien rétablie, et tous les symptômes vénériens ont également disparu, excepté quelques excroissances qu'il est indispensable d'enlever dans toutes les méthodes, et à l'extirpation desquelles les malades se sont constamment refusés ;

4° Que le dernier est également bien rétabli ; qu'une excroissance très considérable, placée auprès de l'anus, ayant été extirpée dans l'époque convenable du traitement, la plaie s'est bien cicatrisée, et qu'aucune trace de cette excroissance n'a reparu ; que des excroissances moins considérables, situées dans l'intestin, ont disparu sans opération ; qu'il en est seulement resté quelques unes très petites et très dures, que la première cachait, et à l'extirpation desquelles le malade n'a jamais voulu consentir ; ce qui fait présumer que la première excroissance, qui était très volumineuse, n'ayant point pullulé longtemps après son extirpation, il en aurait été de même des autres tumeurs très petites, si elles eussent été enlevées.

(1) C'étaient MM. Lassône, Geoffroy, Thoüry, Bucquet, Macquer, Poullier, de la Salle, Montigny et le duc de la Rochefoucault, tous chimistes célèbres et membres de la ci-devant académie des sciences.

_ La lectnre de ces deux rapports aya nt été entendue, la compagnie a pensé :

1º Que le Rob du sieur *Laffecteur*, tel qu'il a été préparé, *ne contient point de mercure ;*

2º Que le remède et la méthode du sieur *Laffecteur* peuvent guérir les maladies vénériennes confirmées ;

3º Que cette méthode n'exclut pas les traitéments particuliers accessoires, les précautions et les modifications relatives aux circonstances qu'il est impossible de désigner, et qui doivent être laissées à la prudence du médecin ;

4º Que ce remède, ne contenant pas de mercure, peut devenir surtout utile dans le cas où l'on aurait quelque inconvénient à craindre de l'usage, soit intérieur, soit extérieur des préparations mercurielles, telle que serait, par exemple, une complication des virus vérolique et scorbutique.

Je certifie que le présent extrait est conforme à l'original contenu dans les registres de la Société royale de médecine, le 20 avril 1780.

Signé : VICQ–D'AZIR, secrétaire perpétuel.

RAPPORT AU CONSEIL DE LA MARINE.

A LA SÉANCE DU 8 AOUT 1788

Je soussigné auteur du *Rob anti-syphilitique*, demeurant à Paris rue de Bondy, me soumets et m'engage, ce acceptant Monseigneur le comte de la Luzerne, Secrétaire d'Etat ayant le département de la Marine, à fournir pour le service des Vaisseaux de SA MAJESTÉ, ainsi que des Hôpitaux de la Marine, chaque bouteille de pinte de trente-deux onces de *Rob anti-syphilitique*, à raison de dix–huit livres tournois chacune, en me chargeant des frais de l'emballage pour les expéditions dans les différents Ports du Roi, garantissant les avaries qui pourraient être occasionnées par le transport. Je me soumets de plus à supporter la déduction des quatre deniers pour livre attribués aux Invalides de la Marine, ainsi que les frais de quittance, sous la condition d'être payé de ces fournitures six mois après leur livraison.

A Paris, le 13 juillet 1788. LAFFECTEUR.

Vu et accepté au Conseil de la Marine, dans sa séance tenue à Versailles le 8 août 1788, pour avoir son exécution pendant trois années, à compter du premier juillet dernier.

LA LUZERNE.
Le chevalier DE BAUSSET.

BREST.

Séance du conseil d'administration du 29 frimaire de l'an deuxième.

HOPITAUX.

ACHATS.
DE MARCHANDISES.

Le Citoyen BOYVEAU LAFFECTEUR.

Marine. — 1793.

ROB ANTISYPHILITIQUE.

Soumission pour fourniture au port de Brest, pendant la durée de la guerre actuelle, du Rob Anti-Syphilitique nécessaire au service des Hôpitaux, à raison de VINGT-QUATRE FRANCS *la pinte de 32 onces, cy* . . . . 24 *francs.*

Je soussigné, BOYVEAU-LAFFECTEUR, médecin, auteur du Rob Anti-Syphilitique, promets et m'engage envers le citoyen LEFEBVRE, chef des bureaux civils, préposé aux approvisionnements, stipulant pour la République, en présence des citoyens BERNARD, contrôleur de la marine, et LHERCI, sous-chef des approvisionnements, ce acceptant, le citoyen SANÉ, principal chef des bureaux civils de la marine, à Brest, de fournir et livrer dans les magasins dudit port, pendant la durée de la guerre actuelle, la quantité de Rob Anti-Syphilitique qui me sera demandée pour le service des hôpitaux de la marine, à raison de *vingt-quatre francs* pour chaque pinte dudit Rob, pesant *trente-deux onces*.

Les frais de transport seront au compte de la République ; mais ceux d'emballage seront à ma charge, ainsi que la garantie des dommages et avaries qui pourraient arriver en route, jusqu'à la livraison dans les magasins.

Les payements me seront faits, en assignats, dans le mois qui suivra celui où lesdites livraisons auront lieu.

Fait double à Paris, le 1er décadi de frimaire, l'an II de la République française, une et indivisible.

Signés: BOYVEAU LAFFECTEUR, LHERCI, LEFEBVRE et BERNARD.

Accepté par le chef principal des bureaux civils de la marine à Brest, en présence du conseil d'administration, et sous l'approbation du ministre.

A Brest, le 29 frimaire de l'an II de la république française une et indivisible.

Signés BERNARD et SANÉ, et ensuite ROLLAND, LHERCI, J. M. J. MORVAN, BIGONNEZ, LEFEBVRE et VIAL.

Vu et approuvé, le ministre de la marine.

Signé : DALBARADE.

Collationné par le contrôleur de la marine, à l'original déposé et enregistré au contrôle. JULLOLLE.

Vu et approuvé l'original, et décidé de payer en numéraire, à raison de dix-huit francs.

Paris, ce 18 nivôse an IV de la République française, une et indivisible.

Le ministre de la marine, Signé TRUGUET.

Approuvé comme dessus.   Signé BRUIX.
Approuvé comme dessus.   Signé BOURDON.
Approuvé comme dessus.   Signé FORFAIT.
Approuvé comme dessus.   Signé

Le 24 fructidor an VII de la République.

Le citoyen BOYVEAU-LAFFECTEUR demeure à Paris, rue de Varennes, n° 10, faubourg Saint-Germain.

Extrait du procès-verbal de la Convention nationale du 21 brumaire, l'an III de la République.

Le citoyen Boyveau-Laffecteur fait offre d'un ouvrage intitulé : *Recherches et Observa-*

tions *sur les différentes méthodes de traiter les* Maladies vénériennes, *et particulièrement sur les effets du remède connu sous le nom* de Rob Anti-Syphilitique.

Il demande d'être chargé de traiter les incurables, offrant son remède, pour cet usage seulement, au prix qu'il lui coûte.

Mention honorable de l'offrande ; renvoyé au comité des secours publics pour y statuer et faire un rapport s'il y a lieu.

Collationné et trouvé conforme à la minute du procès-verbal déposé aux archives de la République française, par moi, garde des archives. En foi de quoi j'ai signé et fait apposer le sceau des-dites archives. A Paris, le 19 ventose, l'an IV de la République, une et indivisible.   CAMUS.

Extrait des registres du Comité de secours publics de la Convention nationale.

Après avoir entendu le rapport d'un de ses membres, sur le décret rendu le 21 brumaire de l'an III de la République, en faveur du citoyen Boyveau-Laffecteur, qui, en faisant hommage à la Convention nationale d'un ouvrage intitulé : *Recherches et Observations sur les effets du remède connu sous le nom* de Rob Anti-Syphilitique, demande que ce remède soit employé pour le traitement des incurables vénériens ; vu aussi que la Convention nationale a décrété la mention honorable de l'offrande, et a renvoyé à son Comité des secours publics pour statuer sur l'objet de cette demande ; et, après avoir entendu son rapporteur dans le compte qu'il rend des différentes conférences qu'il a eues avec le Conseil de santé, et des rapports de ce même conseil sur l'usage du remède indiqué, ainsi que de la correspondance qu'il avait ouverte pour se procurer toutes les lumières convenables, avec plusieurs officiers de santé connus de la manière la plus avantageuse dans l'art de guérir ;

Le comité, regrettant que la brièveté de temps ne lui permette pas de satisfaire aux vues de la Convention nationale exprimées par son décret précité, et de statuer définitivement sur la demande du citoyen Boyveau Laffecteur ;

Considérant que les témoignages qui lui sont parvenus, et qui sont étayés de l'autorité d'hommes les plus célèbres dans l'art de la médecine, paraissent ne laisser aucun doute sur la confiance que mérite le remède connu sous le nom de *Rob anti-syphilitique*, présenté par le citoyen Boyveau Laffecteur, et dont plusieurs années d'expériences ont consacré le succès et les avantages, dans un grand nombre de cas où les méthodes jusqu'ici employées avaient été infructueuses et même dangereuses ;

Arrête que le rapport et les pièces y jointes seront envoyés au Directoire exécutif, qui est invité à utiliser cette précieuse découverte et à prendre la demande du citoyen Boyveau Laffecteur en très grande considération.

Fait et arrêté au comité des secours publics, le 3 brumaire an IV de la République.

Le représentant du peuple,
                                                                                  ZANGIACOMI JOUENNE.

Copie de la lettre écrite le 27 frimaire, par la députation de la Charente-Inférieure, au Directoire exécutif, en faveur du citoyen Boyveau Laffecteur.

Le citoyen Boyveau Laffecteur, médecin, fournisseur des hôpitaux de la marine, notre compatriote, nous ayant communiqué le mémoire qu'il vient de vous adresser, et dont l'objet est de faire administrer à tous les incurables vénériens sans distinction, son remède, connu sous le nom de *Rob anti-syphilitique*, pénétrés de la justice et de l'utilité de sa demande ; convaincus de la vérité des faits, rapports et témoignages dont elle était étayée, nous croyons devoir, comme citoyens et amis de l'humanité, joindre nos sollicitations aux siennes pour obtenir de votre sagesse ce que nous ne craignons point d'appeler un bienfait national. Nous ne parlerons point de l'efficacité de ce remède, constatée par vingt ans de succès, ni de sa composition, reconnue purement végétale par des juges dont on ne peut ni suspecter la probité ni méconnaître les lumières ; mais, à tant de preuves authentiques, à tant de témoignages irrécusables, amis et compatriotes du citoyen Boyveau Laffecteur, nous pourrions ajouter une foule de guérisons miraculeuses que sa modestie a dérobées au public et dont nous avons été les témoins ; nous pouvons dire que, quand le *Rob anti-syphilitique* n'aurait point pour lui le suffrage des gens de l'art les plus éclairés, le caractère seul de son inventeur, dont nous garantissons la probité, suffirait pour inspirer la confiance et engager le Directoire exécutif à prendre sa demande en considération.

Nous avons rempli notre devoir ; c'est la cause de l'humanité souffrante que nous avons plaidée ; et la philanthropie bien connue du Directoire exécutif nous fait présager un succès dont nos cœurs jouissent d'avance.

Salut et respect.

Signé : Eschasseriaux aîné, Eschasseriaux jeune, Vinet, etc.

Paris, le 16 nivôse an IV de la République française une et indivisible.

Le Ministre de la guerre aux représentants du peuple composant la députation de la Charente-Inférieure, à Paris.

La lettre de recommandation que vous avez adressée, citoyens, au Directoire exécutif, en faveur du citoyen Boyveau Laffecteur, et par laquelle vous recommandez l'usage de son *Rob anti-syphilitique*, m'a été renvoyée. Je vous préviens que sa proposition de faire employer son remède au traitement des militaires, m'était déjà parvenue, et que j'ai consulté le conseil de santé, dont j'attends l'avis pour pouvoir adopter à ce sujet le parti le plus avantageux au bien du service.

Salut et fraternité.

Aubert Dubayet.

Telle était la législation française relativement au Rob de Laffecteur, et quand la Belgique fut incorporée à la France, parut la loi organique sur l'exercice de la pharmacie, le 21 germinal an xi, qui défendait, par les articles 32 et 36, l'annonce et la vente des remèdes secrets.

Sur la demande du doct^r Boyveau-Laffecteur parut alors le décret suivant :

Extrait du Bulletin des Lois, n° XLVIII (*N° 815*). *Décret impérial relatif à l'annonce et à la vente des remèdes-secrets.*

A Montirone, le 25 prairial an XIII.

Napoléon, empereur des Français,

Sur le rapport du grand-juge ministre de la justice, vu la loi du 21 germinal an XI, le conseil d'Etat entendu :

Décrète :

Art. 1er. La défense d'annoncer et de vendre des remèdes secrets, portée par l'art. 36 de la loi du 21 germinal an XI, ne concerne pas les préparations et remèdes qui, avant la publication de ladite loi, avaient été approuvés, et dont la distribution avait été permise dans les formes alors usitées ; elle ne concerne pas non plus les préparations et remèdes qui, d'après l'avis des écoles ou sociétés de médecine ou des médecins commis à cet effet depuis ladite loi, ont été ou seront permis par le gouvernement, quoique leur composition ne soit pas divulguée.

Art. II. Les auteurs ou propriétaires de ces remèdes peuvent les vendre par eux-mêmes.

Art. III. Ils peuvent aussi les faire vendre et distribuer par un ou plusieurs préposés, dans les lieux où ils jugeront convenable d'en établir, à la charge de les faire agréer à Paris par le préfet de police, et dans les autres villes par le préfet, sous-préfet, ou, à défaut, par le maire, qui pourront, en cas d'abus, retirer leur agrément.

Art. IV. Le grand-juge, ministre de la justice, est chargé de l'exécution du présent décret. — Signé, Napoléon ; par l'empereur : le secrétaire d'Etat, signé, H. B. Maret.

———

Première lettre de S. Exc. le grand-juge ministre de la justice, à M. Boyveau-Laffecteur.

Paris, le 24 thermidor an XIII.

Le décret impérial, rendu le 25 prairial dernier, monsieur, en interprétation de l'article XXXVI de la loi du 21 germinal an XI, concernant la pharmacie, étant inséré au Bulletin des lois, n° 48, la copie que vous m'en demandez vous devient inutile.

Je vous remercie de l'exemplaire qui était joint à votre lettre. — Je vous salue, Regnier.

———

Seconde lettre de S. Exc. le grand-juge ministre de la justice, à M. Boyveau-Laffecteur.

Paris, le 20 thermidor an XIII.

Je vous renvoie, monsieur, les pièces que vous m'aviez adressées relativement à la saisie faite de votre Rob, que vous aviez entreposé chez le sieur Saumet, contrôleur des postes à Mayence. — Je vous salue, Regnier.

———

Paris, le 8 novembre 1831.

Monsieur, par la lettre que vous m'avez adressée le 22 du mois dernier, vous vous plaignez de ce que M. le maire de Clermont-Ferrand a provisoirement interdit le débit de votre Rob Anti-Syphilitique dans cette ville, et vous m'invitez à lever les entraves apportées à la libre distribution de ce médicament.

J'ai déjà reconnu et je dois reconnaître encore que votre position particulière vous excepte des défenses générales qui existent contre le débit des remèdes secrets. Cette exception est fondée, d'une part, sur l'arrêt du conseil en date du 12 septembre 1776, qui a autorisé la vente de votre remède; de l'autre, sur le décret du 25 prairial an XIII, qui établit en principe que l'art. 36 de la loi du 25 germinal an XI n'est pas applicable aux remèdes précédemment autorisés. L'autorité administrative peut seulement, en ce qui concerne votre remède, refuser son agrément à tel de vos dépositaires qui ne lui paraîtrait pas offrir des garanties nécessaires, et, que, dans ce cas même, elle devrait vous faire connaître sa détermination et vous inviter à en présenter un autre.

J'ai l'honneur d'être, monsieur,

Votre très-humble serviteur.

Pour le Ministre,

Le conseiller d'Etat directeur,

C. DE BOISBERTRAND.

Ministère du commerce et des travaux publics. — 3e Division. — 4e Bureau. — Seine. — Remèdes secrets.

Paris, le 8 novembre 1831.

Monsieur,

J'ai reçu la lettre que vous m'avez adressée le 27 octobre dernier pour m'inviter à lever les obstacles apportés par M. le sous-préfet de Saint-Etienne à la libre distribution de votre Rob anti-syphilitique.

D'après les motifs de tolérance rappelés dans la lettre que je vous ai écrite le 16 décembre 1828, dans une semblable occasion, je viens d'appuyer votre demande près de M. le préfet de la Loire.

Agréez, monsieur, l'assurance de ma parfaite considération. Le pair de France, ministre du commerce et des travaux publics.

C. D'ARGOUT.

A M. Boyveau-Laffecteur, 12, rue de Varennes, faubourg Saint-Germain.

Ministère de l'agriculture et du commerce. — Direction du commerce intérieur, des manufactures et des établissements sanitaires — Bureau sanitaire. — N° 33,951. — Remèdes secrets.

Paris, le 17 septembre 1846.

Monsieur,

L'administration s'étant crue dans la nécessité de suspendre, provisoirement, à l'égard de ce remède, l'application des dispositions du décret du 18 août 1810, elle a pensé, en effet, qu'on pouvait tolérer la vente du Rob de Laffecteur sous les conditions prescrites par le décret du 25 prairial an XIII; or, d'après l'art. 3 de ce décret, il fallait que le dépositaire d'un remède secret fût agréé par le préfet du département ou par le maire de la ville dans laquelle le dépôt devait être établi. C'est donc à M. le préfet de la Seine-Inférieure, ou à M. le maire de Rouen, que vous devez vous adresser directement pour faire agréer le sieur Esprit, pharmacien à Rouen, comme dépositaire du Rob de Laffecteur, dont vous êtes devenu propriétaire.

J'ai, monsieur, l'honneur de vous saluer.

Le ministre de l'agriculture et du commerce,

CUNIN-GRIDAINE.

A M. Giraudeau de Saint-Gervais, rue Richer, 12, à Paris.

AUTORISATIONS OFFICIELLES.

Des arrêtés de préfectures ou de sous-préfectures ont autorisé la vente du Rob de Boyveau dans toute la France; nous ne les répéterons pas tous, car ils sont à peu près conçus dans les mêmes termes que ceux que nous allons citer :

Préfecture de la Meurthe (1er Bureau, N° 1298. — Pharmacie.)

Les sieurs Suard, Leprieur et Vasy sont autorisés à tenir des dépôts du ROB DE BOYVEAU-LAFFECTEUR.

Nancy, le 7 décembre 1846.

Monsieur,

Le préfet de la Meurthe, sur la demande du sieur Giraudeau de Saint-Gervais, t en dant à obtenir l'autorisation d'établir des dépôts du Rob de Boyveau-Laffecteur chez les sieurs Suard, à Nancy; Leprieur, à Dieuze, et Vasy à Lunéville;

Vu le décret du 25 prairial an XIII;

Vu l'avis du Jury médical de la Meurthe; considérant que les pharmaciens ci-dess us désignés sont légalement reçus,

Autorise lesdits sieurs Suard, Leprieur et Vasy, tous trois pharmaciens en résidenc e dans le département de la Meurthe, à tenir le dépôt dont il s'agit, sous les conditions pre scrites par le dé cret précité.

Le préfet de la Meurthe,

signé ARNAUD.

Préfecture des Basses-Alpes. (1re Division.)

RÉPUBLIQUE FRANÇAISE.

Digne, le 8 juillet 1848.

Nous, commissaire du gouvernement dans le département des Basses-Alpes;

Vu la dem ande du sieur Giraudeau de Saint-Gervais, tendant à obtenir l'autorisation d'établir des dépôts du Rob de Boyveau-Laffecteur chez le sieur Builly, pharmacien à Digne ;

Vu le décret du 25 prairial an **xiii**;

Arrêtons :

Le sieur Builly, pharmacien à Digne, est autorisé à tenir en dépôt le Rob anti–syphilitique de Boyveau-Laffecteur, sous les conditions déterminées par le décret du 25 prairial an **xiii**.

Signé CHATEAUNEUF.

Dans les *Pandectes pharmaceutiques* de Laugier, publiées chez Colas en 1837, on lit, page 304 :

On a demandé quelle était la liste officielle des remèdes secrets dont la vente était autorisée le 22 août 1831.

Le ministre du Commerce et des Travaux publics répondait à cette question : « Je ne connais d'autres remèdes en ce cas que ceux dont l'indication suit :

» 1° Pilules de Belloste (autorisée en 1784 pour trente années seulement);

» 2° Grains de santé du docteur Franck ;

» 3° Poudre d'Irroé ;

» 4° Rob Anti-Syphilitique de Boyveau-Laffecteur ;

» 5° Pommade de la veuve Farnier ,

» 6° Préparations de Kunkel. »

Si quelques personnes se prévalaient d'autorisations applicables à des médicaments étrangers à ceux dont le détail précède, l'Ecole devrait en exiger la représentation et regarder les assertions de ces personnes comme controuvées, jusqu'à ce que les pièces authentiques leur aient été produites à l'appui.

Signé : d'ARGOUT,
ministre du Commerce.

Telle est la jurisprudence administrative en France relativement au Rob de Laffecteur, et telle devrait être à mon avis celle du royaume de Belgique, puisque la police médicale de ce pays est régie par les lois françaises de cette époque ; car enfin, que peuvent des désirs, des votes même d'un corps savant contre le texte précis d'une loi ? Rien ! car si l'on empêche le Rob d'entrer à la frontière, qui peut empêcher qu'on vienne le fabriquer en Belgique? en vertu du décret de l'an XIII. Et sauf une loi à intervenir en Belgique toujours et en tout temps, le décret de l'an XIII aura force et vigueur; car la législation d'un pays ne peut être scindée au gré des passions ou des intérêts professionnels. D'ailleurs le Rob est vendu en Belgique exclusivement par des pharmaciens, et le propriétaire a renoncé au bénéfice qui lui est accordé par le décret sus-mentionné.

Malgré une longue expérience toujours couronnée de succès, il est donc utile de ramener l'attention publique à l'idée que le Rob anti-syphilitique de Laffecteur est une des plus heureuses découvertes dont la médecine puisse s'honorer. C'est à cette multitude de malades guéris radicalement, c'est aux hommes de l'art vieillis dans une routine meurtrière, et que les cures étonnantes opérées sous leurs yeux par ce remède ont amenés à un mode de traitement moins dangereux et plus certain, qu'il convient d'en appeler. De pareils suffrages ne peuvent être suspects ; ils parlent d'eux-mêmes avec éloquence.

Introduit dans la thérapeuthique des affections vénériennes par la nécessité elle-même, la grande majorité des médecins l'emploie aujourd'hui avec un succès presque constant. Les hôpitaux commencent à sentir le vide que le Rob fait dans leur pharmacie, et plusieurs en France prennent soin de s'en procurer et de faire jouir de ses bienfaits les malheureux qui en étaient privés à cause du haut prix de ce médicament.

La Belgique, que nous voyons tenir à honneur de marcher avec le progrès dans toutes les branches de la vie sociale, a senti de quelle importance était pour la santé publique le Rob-Laffecteur, et son premier corps savant, l'Académie royale de médecine de Bruxelles, a soumis le Rob à une discussion approfondie, à la suite de laquelle elle a cru devoir demander au gouvernement l'introduction en Belgique du Rob de Laffecteur, prohibé par une loi de douane sur les sucres. Le gouvernement belge a accédé à cette demande qu'il ne pouvait refuser après les témoignages d'estime que les hommes les plus éminents de la Belgique ont accordés au Rob. Reviendra-t-on sur cette décision ? Ira-t-on dire au gouvernement : l'Académie s'est trompée en 1849 sur la valeur du Rob de Laffecteur ; c'est une drogue inerte, sans valeur thérapeutique, dangereuse pour la santé publique, et l'Académie vous prie de revenir sur le décret du 22 mars ? Mais cela n'est pas possible.

ACTION THÉRAPEUTIQUE.

On a beaucoup écrit sur les maladies contagieuses ; on s'occupe depuis plus de trois cents ans des moyens propres à les guérir ; néanmoins, combien d'hommes célèbres n'ont opposé à leur activité et à leurs progrès qu'une expérience incertaine, des lumières équivoques et des remèdes souvent plus dangereux que le mal ! Quelle diversité d'opinions sur la nature du vice syphilitique, sur les moyens de le combattre ! Que d'incertitudes dans la théorie ! que de contradictions dans la pratique !

Cependant, s'il est des erreurs indifférentes, ce ne sont certainement pas celles qui mettent la santé et la vie des hommes en danger ; il est donc intéressant, il est donc pressant que l'art de guérir offre une ressource assurée contre un fléau qui se propage, qui se reproduit sous toutes les formes, qui énerve les constitutions et détruit l'espèce humaine.

Il n'est pas dans tout le cadre nosologique une affection dont le traitement ait autant varié que de celui de la syphilis. A l'apparition de cette redoutable maladie, la thérapeutique, encore dans l'enfance, se perd dans les mystères des amulettes et des talismans ; bientôt cependant apparaît le mercure, avec le funèbre cortége des maux qu'il entraîne à sa suite. Effrayés avec raison des accidents qu'occasionne ce prétendu spécifique, de consciencieux praticiens abandonnent les préparations minérales et demandent aux végétaux un remède contre le terrible fléau. Les quatre bois sudorifiques apparaissent alors sur la scène médicale, et, malgré les succès qu'ils procurent à ceux qui savent les employer, ils ne peuvent vaincre l'espèce d'engouement que les médecins éprouvent pour les préparations minérales. C'est le propre de toutes les bonnes choses d'avoir longtemps à lutter contre les tendances de l'esprit humain, si facilement impressionnable à l'erreur.

Cependant, comme le mercure était loin de répondre à la confiance presque aveugle qu'on lui accordait, on chercha dans la matière médicale un agent pour le remplacer, et c'est alors qu'apparut le Rob de Laffecteur que la pratique a consacré, et qui depuis près d'un siècle reçoit chaque jour le baptême de l'expérience dans tous les pays et sous toutes les latitudes, depuis les bords de la Newa jusqu'aux sources de l'Indus.

Observations de guérison.

Observations extraites du procès-verbal des douze malades, soumis à l'expérience, du faubourg Saint-Denis.

1° Un malade, outre les accidents graves ordinaires aux vénériens, était perclus de tous ses membres : il avait les deux organes de l'ouïe et de la vue attaqués ; le procès-verbal dit que ce sujet, déclaré incurable, fut guéri en quarante jours.

2° Il ne fallut que trois mois de traitement pour guérir dans un autre sujet un bubon gangréneux, qui avait l'étendue de 5 pouces de long, sur 3 1\2 de large, et qui avait fait juger le malade incurable. Sa guérison a été complète.

3° Soixante jours suffirent pour un malade qui, à la suite d'un autre bubon prêt à se résoudre, avait le visage couvert de dartres et de pustules en suppuration.

4° Une suite d'accidents vénériens fort graves, comme chancres, poireaux, paraphimosis, crètes à l'anus, bubons, maux de têtes violents, pustules, toux opiniâtre, crachement de sang, ulcère à la gorge, avaient affligé ce malade pendant douze ans ; il lui restait, lorsqu'il a commencé le Rob, un ulcère aux amygdales et à la luette, des tubercules à la base de la langue, des douleurs insoutenables à la partie moyenne du bras droit, un engorgement aux glandes inguinales, à l'anus une crète.

Le Rob l'a guéri malgré son épuisement, quoique jugé incurable par les quatorze médecins qui ont suivi les expériences et rédigé les procès-verbaux.

Observation sur deux des cures opérées rue de Verneuil, avec le Rob composé par les commissaires de la Société de médecine.

Le premier malade avait vingt-quatre ans ; il était sourd et d'un tempérament le plus délicat et le plus exténué ; il avait une grande partie du gland rongé par un chancre, et le voile du palais presque tout emporté ; le Rob ayant succédé à d'inutiles traitements mercuriels, la guérison devint radicale, et le malade n'eut plus à se plaindre de sa surdité.

Un autre sujet avait eu, pendant quatre ans, des chancres et d'autres ulcères vénériens qui, par les traitements ordinaires, disparaissaient et reparaissaient à divers intervalles : il lui restait, à l'époque où le Rob fut administré, divers chancres aux parties génitales, des engorgements aux glandes axillaires, et des pustules sur presque toute la surface du corps, et particulièrement aux cuisses et au visage ; le procès-verbal le déclare radicalement guéri.

Observation sur la guérison du serrurier Magniez, confié à mes soins (1) par le ministre de l'intérieur.

Le ministre m'écrivit le 8 fructidor, l'an IV (22 août 1794), la lettre suivante que je transcris littéralement :

Le citoyen Magniez, compagnon serrurier, m'expose qu'il est attaqué d'une maladie vénérienne, pour laquelle il a plusieurs fois passé, mais infructueusement, par les remèdes mercuriels. Il annonce que vous lui avez donné l'espoir de le guérir. Attendu qu'il serait dans l'impuissance d'acquitter les frais de ce nouveau traitement, il demande qu'il y soit pourvu par le gouvernement.

(1) Extrait de l'ouvrage de Moyveau.

L'état malheureux et l'infortune où se trouve le citoyen Magniez me déterminent en sa faveur ; je vous autorise à lui administrer votre remède, sous la condition, par vous généreusement souscrite, de n'en réclamer le prix, vis-à-vis le gouvernement, qu'après avoir effectivement opéré la guérison radicale du malade, et suivant le taux porté en la soumission que vous avez faite en l'an II, pour le service des hôpitaux de la marine.

Signé, BENEZECH.

Le malade, en faveur duquel cette lettre m'était adressée, avait subi, pour une maladie vénérienne des plus graves et des plus invétérées, sept traitements divers par les méthodes mercurielles, dont deux à La Rochelle, un à l'hôpital de la marine de Rochefort, trois à Bicêtre, et un dernier à l'hospice des Capucins. Tous ces traitements, quoique administrés par des gens de l'art, lui avaient laissé des ulcères dans l'arrière-bouche, qui, peu à peu, avaient dévoré la luette, le voile du palais et les amygdales, outre des plaies accompagnées de carie sur le front, suivie d'une exfoliation du frontal plus large qu'un écu de six francs ; un autre à l'omoplate droite qui est presque entièrement détruite. Le Rob, pris avec constance pendant quatre mois, lui procura une guérison radicale, et le procès-verbal en fu signé par les officiers de santé Andry, Gastaldy et Le Breton.

Observation sur la guérison du sieur Mitrecez, employé à la police de Paris et confié à mes soins par le même ministre.

J'ai reçu du ministre Benezech une lettre qui ne mérite pas moins d'être transcrite que celle qui me recommandait le traitement du sieur Magniez ; elle est datée du 9 prairial de l'an IV de la République (29 mai 1795).

On m'a rendu compte, citoyen, de l'état douloureux dans lequel se trouve le citoyen Mitrecez, qui vous remettra cette lettre, de l'impuissance où il serait de se procurer le Rob Anti-Syphilitique dont vous êtes auteur, et de l'offre par vous faite de le lui administrer, suivant le prix fixé par la soumission que vous avez souscrite au mois de frimaire de l'an II, pour le service des hôpitaux de la marine, mais sous la condition de ne réclamer aucune indemnité, si, contre votre attente, le mal résistait au remède.

L'intérêt qu'inspire le citoyen Mitrecez, et la confiance que vous avez déjà obtenue, me déterminent à accueillir vos propositions à son égard. Vous pouvez donc entreprendre sa guérison. Je désire que le succès réponde à l'espoir de ce citoyen et soit pour le gouvernement une preuve particulière de l'efficacité de votre Rob Anti-Syphilitique.

Salut et fraternité.

BENEZECH.

Ce malade, que le ministre honorait de sa bienveillance, avait, comme tous les sujets jugés incurables, traîné son existence douloureuse, depuis 1793, de souffrances en traitements mercuriels, et de traitements mercuriels en de nouvelles souffrances. Le dernier qu'il subit à l'hospice des Capucins lui fit perdre l'œil droit. L'infortuné, réduit au désespoir par son demi-aveuglement, par ses douleurs de tête lancinantes, par l'impossibilité où il était de marcher, à cause de son exostose à la jambe droite, se livra avec confiance au traitement par le Rob ; son attente fut parfaitement remplie, et MM. Andry, Gastaldy et Le Breton, qui avaient certifié la cure précédente, constatèrent la maladie du sieur Mitrecez et sa guérison.

Les remercîments que m'adressa à ce sujet le ministre de l'intérieur sont contenus dans la lettre suivante, en date du 19 prairial an V de la république (5 juin 1796) :

J'ai reçu, citoyen, avec votre lettre du 4 de ce mois, les procès-verbaux qui constatent la guérison parfaite des deux individus dont le traitement vous a été confié par mes ordres. Ce succès, vu l'état désespéré de ces malades, donne de l'efficacité de votre méthode la nouvelle certitude que j'avais besoin d'obtenir. Il ajoute à la confiance que les suffrages des médecins distingués, dont vous avez mis le rapport sous mes yeux, lui avaient depuis longtemps acquise.

Vous renoncez volontairement au prix de votre remède et de vos soins. Ce désintéressement honore votre civisme, en même temps que vos connaissances et votre zèle pour l'humanité.

Salut et fraternité.

BENEZECH.

Observation sur la guérison d'un malade confié à mes soins par le Directoire Exécutif.

Le procès-verbal de la maladie de ce sujet, d'abord officier aux chasseurs de Cassel, et ensuite officier au troisième bataillon de la première demi-brigade de la légion de police de Paris, a été adressé par les médecins Andry, Jouenne et Le Breton.

Il en résulte que le malade avait été infecté le 15 avril 1793 ; que, le vice vénérien ayant fait les plus grands progrès, il se fit traiter par les frictions mercurielles des hospices de Nantes, d'Angers, de Rennes et de Tours : que tous ces moyens s'étant trouvés infructueux, il subit trois autres traitements, où les gens de l'art les plus renommés déployèrent vainement la plus grande intelligence. Désespérant de sa guérison, il vint chercher à Paris, non de nouveaux remèdes, mais des consolations. Le Directoire, auquel deux députés l'adressèrent, fit constater son état par le conseil de santé. A cette époque, il avait la fièvre tous les soirs ; il éprouvait des douleurs insupportables dans l'oreille, et un ulcère rongeur avait détruit les cornets inférieurs du nez, les pilliers antérieurs et postérieurs du voile du palais et des amygdales.

Ce malade incurable a été guéri parfaitement par le Rob, et voici l'attestation littérale envoyée à cet effet au Directoire :

Nous, officiers de santé, attestons avoir visité ce jour le citoyen L..., chez le citoyen Boyveau-Laffecteur ; nous estimons sa guérison complète, d'après la santé dont il jouit, et la disparition des sypmtômes détaillés et énoncés ci-dessus.

Paris, le 1ᵉʳ ventôse an IV de la république française (20 février 1795).

LE BRETON, ANDRY.

Nous nous réunissons aux officiers de santé ci-dessus désignés pour attester la vérité des faits énoncés dans le présent procès-verbal.

ESCHASSÉRIAUX jeune, JOUENNE, représentants du peuple.

Nous ne citons que quelques observations authentiques, relativement à la première époque du Rob de Laffecteur, et avant de passer à son his-

toire comtemporaine, permettez-nous de citer quelques phrases du grand
article du Dictionnaire de Panckouke, ainsi conçues :

« La réputation dont jouit ce remède dans presque toutes les parties du monde civilisé
exige qu'on lui consacre ici un article spécial. La puissance du Rob contre les affections syphilitiques les plus graves et les plus alarmantes a été, depuis plus de cinquante ans, tant
de fois constatée, dans tant de lieux divers, qu'il n'est plus permis aujourd'hui de mettre en
question si ce remède peut être considéré comme un des moyens les plus utiles que possède
l'art de guérir. Peu de médecins ont autant manié ce médicament que l'auteur de cet article ; une juste défiance de tout remède secret le fit longtemps hésiter d'en conseiller l'u-
sage ; mais plusieurs succès éclatants qu'il eut occasion de remarquer vainquirent sa répugnance, et, depuis près de vingt-cinq ans qu'il prescrit le Rob à ses malades, il ne la jamais
vu échouer une seule fois, sur plus d'une centaine de malades. »

Plus loin, il dit : « Mais, en général, les médecins n'y ont recours que dans les occa-
sions où la syphilis, rebelle aux préparations mercurielles, s'est exaspérée ; le succès de ce
remède est alors infaillible, et il agit avec une rapidité qui étonne le praticien et console le
malade. Ce remède est peut-être le plus puissant de tous contre les affections syphilitiques
constitutionnelles si variées et si redoutables. »

Une observation particulière à l'auteur de l'article est rapportée ensuite et vient confirmer
ce qu'il avance. (Voyez l'observation de M. le docteur Fournier-Pescay, page 93 du *Précis
historique et Observations*, édit. 1821.

« En rendant hommage à l'excellence du Rob Anti-Syphilitique, je me trouve heureux
de pouvoir venger la mémoire de son auteur outragé de son vivant dans ce Dictionnaire, à
l'article *Bézoar végétal*, par feu mon ami le docteur Chaumeton qui jugea trop légèrement
Laffecteur et le confondit avec les plus vils charlatans. Si, comme moi, il eût connu l'excellent Boyveau, il en aurait eu une opinion bien différente. En effet Boyveau était rempli de
loyauté et de franchise ; il était humain et généreux. L'indigent ne réclama jamais en vain
ses secours. Il n'eut rien de commun avec les charlatans ; il n'en avait ni le ton ni l'igno-
rance. Il fit un secret de son remède, il est vrai, pour s'enrichir ; mais si cette conduite, autorisée d'ailleurs par l'usage, lèse en quelque sorte les intérêts généraux de la société, ne
dépend-il pas du gouvernement d'y mettre bon ordre, en rendant public un secret qu'il a
toujours le droit d'acquérir moyennant une indemnité suffisante pour récompenser le propriétaire du noble fruit de ses veilles ?

» FOURNIER-PESCAY, D.-M.-P. »

(Extrait du grand Dictionnaire des Sciences médicales,
Rob Anti-Syphilitique, vol. XLIX, p. 60).

Fourniture aux hôpitaux.

Jusqu'à présent le prix élevé du Rob de Laffecteur avait empêché que l'on pût l'administrer dans les hôpitaux ; mais comme on le fournit maintenant au prix de revient, un grand
nombre d'hôpitaux en font usage, et nous croyons devoir relater quelques lettres que nous
avons reçues.

Provins, le 12 septembre 1850.

Monsieur et très honoré confrère,

Comme chirurgien de nos hôpitaux depuis trente-cinq ans, je dois vous féliciter d'avoir
fourni à l'administration le moyen de faire essai du Rob Boyveau-Laffecteur, dont les ré-

sultats obtenus par moi ont été satisfaisants; aussi vous en a-t-on redemandé 30 bouteilles, et j'en suis également content.

J'en ai demandé pour le bureau de bienfaisance et pour les prisons dont je suis le médecin, et je ne sais encore si on m'en accordera ; je le désire beaucoup dans l'intérêt des malades.

Je crois pouvoir vous dire aujourd'hui que vous avez rendu un grand service à nos malades en faisant revivre le Rob Boyveau-Laffecteur, et la postérité vous devra sa reconnaissance.

Je suis avec le plus profond respect, Monsieur, votre tout dévoué confrère.

HUBLIER.

Provins, 12 novembre 1850.

Monsieur et très honoré confrère,

Comme la quantité de Rob que vous m'avez envoyée est employée, et que les résultats de son emploi sont toujours bons, je viens vous prier de m'en expédier encore une caisse.

L'administration des hospices doit vous faire une nouvelle demande ces jours-ci.

J'ai l'honneur, etc.

HUBLIER, D^r-M.
Chirurgien des hôpitaux.

Villé, près Schelestadt, 1 décembre 1850.

Monsieur et honoré confrère,

La répugnance que j'ai pour tout ce qui est remède secret m'a longtemps fait hésiter d'employer le Rob Boyveau-Laffecteur. Depuis un an cependant, j'ai commencé à le prescrire ; j'ai vu de si éclatants succès, en diverses affections, maladies constitutionnelles, syphilitiques, dartreuses, scrofuleuses, etc., que je considère ce médicament pour le plus puissant dépuratif et régénérateur que l'on connaisse; aussi je me plais à lui donner l'éloge qu'il mérite.

GEYMULLER, D^r-M.

Monsieur et honoré confrère,

Persuadé de l'efficacité du Rob Boyveau-Laffecteur dans les affections syphilitiques anciennes, je viens vous prier de m'en adresser huit bouteilles. Auteur d'une méthode de traitement qui porte mon nom, j'ai abandonné plusieurs fois le mercure uni au sulfure de chaux pour le Rob.

Agréez, etc.

PI HOREL, docteur-médecin, ex-chirurgien-major et doyen
des médecins de Rouen, rue Beffroy, 33, à Rouen.

Le 20 septembre 1850.

Il y a quelque temps que j'ai reçu de votre bonté quelques bouteilles de Rob de Laffecteur. J'en ai déjà fait l'expérience dans un cas de syphilis ancienne, taches cuivrées, etc. ; de sorte que je m'empresse de vous prier de m'envoyer vingt-cinq bouteilles pour guérir des dartres invétérées.

Dr FRICK, médecin de l'hôpital civil de Mayence.

Monsieur et honoré confrère,

C'est en ma qualité de chirurgien en chef de l'hôpital des syphilitiques de Toulouse que je m'adresse à vous pour avoir dix bouteilles du Rob de Boyveau-Laffecteur.

Il y a déjà longtemps que j'ai employé avec un grand avantage, pour combattre des maladies qui avaient résisté aux préparations mercurielles, ce Rob, auquel je reprochais seulement de ne pas être à la portée de toutes les fortunes.

Je destine l'envoi que vous allez me faire à un malade qui a pris en vain des préparations mercurielles et de l'iodure de potassium.

ROLLAND, professeur de l'Ecole de médecine.

Le malade pour lequel je vous demandai dix bouteilles de Rob de Boyveau éprouve une grande amélioration ; il aura l'honneur de vous voir à Paris, dans le courant du mois prochain.

J'ai l'honneur, etc.

ROLLAND, docteur-médecin, chirurgien en chef de l'hôpital des syphilitiques de Toulouse, professeur de l'Ecole de Médecine, rue du Musée, à Toulouse.

J'ai eu occasion d'employer souvent, et, je me plais à le dire, avec succès, contre diverses affections syphilitiques anciennes et rebelles, le Rob de Laffecteur, etc.

F. TELLIER, médecin en chef de l'hôpital militaire de Saint-Jean-Pied-de-Port (Basses-Pyrenées).

17 octobre 1839.

Epinal, le 7 novembre 1850.

Monsieur et très honoré confrère,

Mme D..., âgée de quarante-quatre ans, atteinte de dartres sur diverses parties du corps, et résidant à...., allait, pendant la belle saison, à Paris, depuis plusieurs années, pour réclamer les soins d'un médecin très en réputation ; elle en revenait toujours sans amélioration, et, de plus, avec une irritabilité nerveuse qui s'accroissait chaque année. Je lui a conseillé l'emploi du Rob de Boyveau-Laffecteur. Six bouteilles ont suffi pour la guérir complètement.

GRANET, ex-chirurgien de l'armée d'Afrique, membre du jury de médecine du département des Vosges.

Sarreguemines, le 29 novembre 1850.

Monsieur et honoré confrère,

Il y a longtemps que j'ai eu l'occasion de constater l'efficacité du Rob dans la syphilis ; mais le prix élevé de ce remède, comparativement aux autres moyens, m'empêchait seul de le prescrire plus souvent. La remise que vous voulez bien faire en faveur des hospices, remise que vous étendez sans doute aux indigents traités à domicile aux frais des bureaux de bienfaisance, me permettra, j'espère, de faire participer à l'avenir cette classe de malades aux bienfaits de votre précieux remède.

J'ai l'honneur, etc.

ROUSSET, docteur-médecin, médecin cantonal à Sarreguemines.

Napoléon (Vendée), le 16 novembre 1850.

Monsieur et très-honoré collègue,

Le Rob de Boyveau-Laffecteur ne m'était pas inconnu. Depuis trente-six ans que j'exerce la médecine dans la Vendée, j'ai eu souvent occasion d'en prescrire l'usage, et presque toujours avec succès, alors que les moyens ordinaires avaient échoué; et si ce n'eût été l'é-lévation de son prix, qui ne le mettait pas à la portée de toutes les bourses, il est vraisem-blable que je l'aurais employé plus fréquemment.

Agréez, etc.

L. BUNCHET, docteur-médecin , médecin en chef
de l'hôpital.

Clermont-Ferrand, 17 novembre 1850.

Monsieur et honoré confrère,

Je ne puis que vous remercier de l'offre bienveillante que vous me faites pour l'Hôtel-Dieu de Clermont. Le prix élevé du Rob, dont j'ai pu apprécier l'efficacité (j'avais été chargé de faire le rapport au conseil municipal pour l'autorisation à accorder à M. Gauthier, phar-macien de notre ville : il ne pouvait être que favorable), empêche parfois l'administration des hôpitaux de le faire acheter pour quelques-uns des malades de l'Hôtel-Dieu. Je ne doute pas que la remise que vous proposez ne soit accueillie avec empressement.

Recevez, etc.

HENRY, professeur de clinique externe à l'Ecole de Médecine
de Clermont, chirurgien en chef.

Château-Thierry, le 22 octobre 1850.

Monsieur et honoré confrère,

Je vous prie de me faire parvenir une caisse de Rob de Boyveau-Laffecteur. Je l'ai déjà employé plusieurs fois avec succès, entre autres sur une demoiselle d'une vingtaine d'an-nées, atteinte d'une affection dartreuse et scrofuleuse dans les sinus frontaux.

Agréez, etc.

JOUSSEAUME, D. Méd.

Bureau de bienfaisance du 3ᵉ arrondissement, 16, rue de la Banque.

Paris, le 19 octobre 1850.

Monsieur le docteur,

L'indigent auquel je m'intéresse, se trouvant parfaitement de l'emploi de votre Rob, me prie de vous engager à avoir la bonté de lui en remettre encore quelques bouteilles.

Veuillez agréer, etc.

FÉLINES.

Veuillez m'envoyer, pour un de mes clients, cinq bouteilles de Rob de Laffecteur. Les bons effets que j'en ai obtenus me déterminent à le prescrire.

Dᵣ LÉVIS,
médecin en chef de l'hospice civil à Saverne.

Saverne, ce 22 novembre 1850.

Mon cher collègue,

Marchant de succès en succès avec l'administration du Rob Laffecteur, je m'empresse de vous prier d'expédier de nouveau une caisse de cet excellent modificateur.

Votre tout dévoué,

LÉVIS,
Médecin en chef de l'hôpital civil.

Le conseil général d'administration des hospices et secours de la ville de Bruxelles a aussi adressé la lettre suivante à M. le docteur Giraudeau de Saint-Gervais, médecin à la Faculté de Paris, propriétaire du Rob de Boyveau-Laffecteur :

« Monsieur,

» Par votre lettre du 7 de ce mois, vous avez la bonté de nous faire l'offre gratuite de cent grandes bouteilles de Rob de Boyveau-Laffecteur, comme témoignage de reconnaissance pour les marques de sympathie que vous avez reçues du corps médical en Belgique. Nous acceptons avec empressement cette offre généreuse, et nous avons donné des ordres pour la réception de ces cent bouteilles à la pharmacie de l'hôpital Saint-Pierre.

» Nous vous prions, monsieur, de recevoir au nom de nos administrés, avec nos remerciements sincères, l'expression de notre gratitude et de notre considération distinguée.

» DE BONNE, DUMONCEAU, VANSCHOOR, TIEFRY, DE BUISSERET,
» administrateurs des hospices de Bruxelles.

» Bruxelles, le 14 août 1849. »

Par résolution du conseil général d'administration des hospices et secours de la ville de Bruxelles, une caisse de vingt-cinq bouteilles de Rob Boyveau-Laffecteur a été expédiée, à la date du 15 août 1850, à M. Laneau, pharmacien en chef de l'hôpital Saint-Pierre de Bruxelles.

M. le docteur Giraudeau de Saint-Gervais, ayant offert à l'administration communale de Namur dix bouteilles de Rob Boyveau-Laffecteur, pour être employées au traitement des malades admis à l'hôpital, cette offre, toute philanthropique, a été acceptée avec reconnaissance, et la lettre ci-jointe vient de lui être adressée :

Monsieur,

C'est avec reconnaissance que nous acceptons les dix litres de Rob de Boyveau-Laffecteur que vous avez bien voulu nous faire parvenir par l'entremise de M. Louys, pharmacien en cette ville, et qui sont destinés au traitement des malades admis à l'hôpital de Namur.

Permettez-moi, monsieur, de vous témoigner combien nous sommes sensibles à cet acte de philanthropie, et recevez l'assurance de notre gratitude et de notre parfaite considération.

Le bourgmestre DUFER.

Le secrétaire TH. DANDOY.

Namur, le 6 octobre 1849.

M. Payoit, pharmacien en chef de l'hôpital de Mons, et M. Stals, pharmacien de l'hôpital Saint-Jean, à Bruxelles, ont aussi reçu du Rob pour leurs hôpitaux.

HOSPICE CIVIL DU HAVRE.

Havre, le 26 juin 1850.

Les administrateurs de l'hospice civil du Havre à M. Giraudeau de Saint-Gervais, docteur en médecine.

Monsieur,

Nous venons vous témoigner toute notre gratitude pour l'offre obligeante que vous nous avez faite, par votre lettre du commencement de ce mois, de dix bouteilles de votre Rob pour les malades de notre hospice; nous acceptons votre offre, et nous vous prions, Monsieur, d'y joindre dix autres bouteilles, pour lesquelles vous voudrez bien envoyer une facture timbrée.

Recevez, Monsieur, l'assurance de notre parfaite considération très distinguée.

Commission administrative de l'hospice d'Embrun.

Embrun, le 20 juin 1850.

Monsieur,

J'ai sous les yeux la lettre par laquelle vous offrez à la commission administrative des hôpitaux dix bouteilles du Rob Laffecteur, afin d'en faire l'essai.

Pour l'hospice d'Embrun, la commission accepte votre offre et vous prie de lui envoyer dix bouteilles de ce remède, afin qu'on puisse l'expérimenter.

J'ai l'honneur d'être, monsieur, votre très-humble serviteur.

L'administrateur ordonnateur des dépenses.

Mâcon, le 22 mai 1850,

La commission administrative des hospices de Mâcon, à M. Giraudeau de Saint-Gervais.

Monsieur,

D'après votre circulaire et les rabais que vous avez la bonté de faire aux pauvres hospices, je viens vous prier de nous faire un envoi de seize bouteilles de Rob-Laffecteur. Je pense que ce ne sera pas la dernière fois que nous vous ferons cette demande.

Recevez, etc.

La supérieure des religieuses Augustines et hospitalières de l'Hôtel-Dieu.

Hospices de Nîmes.

Nîmes, le 16 juillet 1850.

Monsieur,

Je vous prie de m'expédier quinze demi-bouteilles de sirop dit Rob-Laffecteur, à l'adresse de M. Jarras, médecin en chef des hospices, et de faire suivre le remboursement.

Vous obligerez votre dévoué serviteur.

Valognes, le 8 juillet 1850.

Le maire de la ville de Valognes (Manche), président de la commission administrative de l'hospice, à M. Giraudeau de Saint-Gervais.

Monsieur,

J'ai l'honneur de vous informer que, par son arrêté du 3 de ce mois, la commission administrative de l'hospice de cette ville a accepté avec reconnaissance l'offre que vous lui avez faite, au profit des pauvres de notre établissement, de dix bouteilles de Rob, et qu'elle m'a chargé d'être son interprète auprès de vous pour vous prier d'agréer ses remercîments pour cet envoi que vous voulez bien faire gratuitement.

Veuillez recevoir, monsieur, l'assurance de ma considération la plus distinguée.

Le président de la commission administrative de l'hospice.

Département du Morbihan. — Hospice de Lorient.

Lorient, le 24 décembre 1849.

Monsieur,

La commission administrative de l'hospice de Lorient, par mon organe, a l'honneur de vous accuser réception des six bouteilles de Rob que vous avez bien voulu lui adresser, et de vous offrir ses remercîments. Le médecin en chef de l'établissement prescrira ce remède aussitôt qu'il le pourra.

Veuillez agréer, Monsieur, l'assurance de ma considération distinguée.

L'administrateur secrétaire.

Bureau de bienfaisance de la ville de Reims. —N° 542.

Reims, le 24 septembre 1849.

La commission administrative du bureau de bienfaisance de la ville de Reims.

Monsieur,

L'administration a reçu les dix demi-litres de Rob que vous avez bien voulu lui adresser en la personne de l'un de ses membres pour les indigents de notre ville.

Je vous prie d'agréer ses sincères remercîments, et en particulier ceux de celui qui a 'honneur d'être, etc.

Le vice-président du bureau de bienfaisance.

Commission administrative des hospices civils. — N° 182.

Toulouse, le 30 avril 1850.

Monsieur,

Nous avons reçu la lettre que vous nous avez fait l'honneur de nous écrire pour nous recommander l'emploi du Rob-Laffecteur pour le traitement des maladies syphilitiques. Avant de vous répondre, nous avons dû consulter le chirurgien en chef du quartier des vénériens qui est disposé à se servir dans sa pratique d'un médicament dont le prix élevé devait restreindre ou même en interdire l'emploi dans nos établissements.

Nous acceptons avec reconnaissance les dix bouteilles que vous nous offrez. Nous aurons soin de vous tenir au courant des effets constatés. Nous ne doutons pas de l'efficacité de ce remède qui nous procurera pour l'avenir un avantage évident.

Recevez, Monsieur, l'assurance de notre considération distinguée.

Le vice-président de la commission administrative.

Arrêt ministériel du 19 novembre 1845.

Pour en terminer avec toutes les accusations banales que l'on a beau jeu de faire, puisque je ne puis qu'y opposer une dénégation et qu'en fait de calomnie, comme dit Basile, il en reste toujours quelque chose, je voulus en terminer une fois pour toutes et je demandai à ce que l'on examinât scientifiquement ma formule. Voici ce qu'il me fut répondu (1).

<table>
<tr><td>

MINISTERE
DE L'AGRICULTURE
et
DU COMMERCE.
—
DIRECTION
du commerce intérieur
des manufactures
et des établissements sanitaires.
—
BUREAU SANITAIRE.
—
Nº 31,238
37,609
Remèdes secrets.

</td><td>

Paris, 19 novembre 1845.

Monsieur,

J'ai reçu la lettre par laquelle vous me rappelez la demande que vous m'avez faite, et qui tend à faire constater par une commission composée de M. le doyen de la Faculté de Médecine, de M. le directeur de l'Ecole de Pharmacie et chef des travaux cliniques de l'Académie Royale de Médecine, la conformité du Rob Anti-Syphilitique que vous faites vendre, avec la recette que vous avez acquise des héritiers de M. Boyveau-Laffecteur.

M. le préfet de police, à qui j'avais communiqué cette proposition pour avoir son avis, s'était en effet montré d'abord disposé à l'accueillir favorablement ; mais depuis il a reçu de M. le direc-

</td></tr>
</table>

teur de l'Ecole de Pharmacie, et il m'a transmis des observations qui m'ont paru fondées et qui m'ont convaincu que la mesure réclamée par vous ne pourrait avoir aucun résultat utile.

Il me paraît nécessaire, Monsieur, de bien fixer la position de l'Administration à l'égard du remède dont vous êtes devenu propriétaire.

Vous n'ignorez pas, Monsieur, que le décret du 18 août 1810, qui est toujours en vigueur, a prohibé d'une manière absolue la vente des remèdes secrets. Aux termes de ce décret, M. Boyveau-Laffecteur, qui était alors propriétaire du remède connu sous le nom de Rob Anti-Syphilitique, aurait dû soumettre la recette de son remède à la Commission des remèdes secrets ; il en fut plusieurs fois requis ; mais sur ses réclamations et sur celles de plusieurs autres propriétaires de remèdes secrets, il intervint un décret en date du « 26 décembre » 1810, portant que si antérieurement au décret du 18 août 1810, des inventeurs ou pro-» priétaires de remèdes secrets en avaient remis la composition au gouvernement, qu'elle » eût été déjà examinée par une Commission, aux termes du paragraphe 1er de l'art. 3 du » susdit décret, et qu'il eût été reconnu qu'elle ne contient rien de nuisible ou de dange-» reux, lesdits inventeurs seraient dispensés de donner et de faire examiner de nouveau » leur recette, et qu'il ne serait statué que sur les dispositions des paragraphes 2 et 3 dudit » article 3, du décret du 18 août 1810. »

La Commission des remèdes secrets, la Faculté de Médecine et l'Académie royale de médecine, qui furent successivement chargées de l'examen prescrit par le décret du 18 août 1810, ayant toujours refusé de donner leur avis sur les remèdes dont la recette ne leur serait pas communiquée, l'un de mes prédécesseurs décida que les choses resteraient en l'état, et que le débit des remèdes secrets auxquels s'appliquait l'art. 2 du décret du 26 décembre 1810 serait *provisoirement toléré*, jusqu'à ce que les difficultés qu'avait fait naître le refus des corps appelés à éclairer le gouvernement sur la valeur des remèdes dont il s'agit, pussent être régulièrement levées.

C'est en vertu de cette décision que, sur la demande de M. Boyveau-Laffecteur, les pré-

---

(1) A l'occasion du procès intenté par M. Hoffmann et qui a été jugé contre lui.

6

͡us de plusieurs départements ont. eté invités à ne provoquer aucune poursuite contre les dépositaires du Rob Anti-Syphilitique.

C'est à cela que se borne et qu'a dû se borner, monsieur, l'intervention de l'administration dans cette affaire. Il n'y a pas, à proprement parler, d'autorisation à accorder pour la vente du Rob anti-syphilitique. Les lettres adressées par mon ministère à M. Boyveau-Laffecteur, en date du 10 décembre 1828 et du 24 mars 1838, sont tout à fait explicites à cet égard.

Le décret du 18 août 1810 établit une règle générale et sans exception ; il détermine les formes selon lesquelles il sera procédé au jugement des remèdes secrets. On a bien pu, à cause de circonstances particulières, suspendre l'exécution de ce décret à l'égard d'un petit nombre de remèdes, *mais on ne peut pas adopter, pour un certain remède, un mode d'examen l'autre que celui que le décret a prescrit*. Le rapport de la commission dont vous réclamez la formation n'aurait donc pas un caractère légal.

Quelle serait, d'ailleurs, l'utilité de l'analyse et de la confrontation que vous réclamez ? Je comprends tout le parti qu'on pourrait tirer, ou, pour mieux dire, l'abus qu'on pourrait faire de cette analyse dans un intérêt privé ; mais vous comprenez très bien, monsieur, que l'administration doit, avant tout, se préoccuper de l'intérêt général. Il est bien évident qu'une vérification une fois faite, sous le secret, par trois hommes dignes de toute confiance, ne présenterait aucune garantie pour l'avenir ; qu'il faudrait recommencer l'analyse et la vérification chaque fois qu'il s'élèverait quelque doute sur l'identité du remède vendu avec celui dont la formule a été autrefois approuvée.

La législation relative à l'exercice de la pharmacie et à la vente des remèdes secrets est à la veille d'être soumise à une révision générale. Je ne puis, dans cet état de chose, me prêter à un acte dont on pourrait plus tard se prévaloir comme d'une sanction donnée à des droits plus ou moins contestables. « Comme acquéreur de la recette de M. Boyveau-Laffecteur, vous êtes admis à jouir de la tolérance qui avait été accordée à ce médecin ; c'est là, monsieur, tout ce qu'il m'est possible de faire pour vous.

J'ai, monsieur, l'honneur de vous saluer.

Le ministre de l'agriculture et du commerce
L. Cunin-Gridaine.

Voilà les droits que je possède. Pensez-vous qu'une décision académique puisse les annuler ?

———

TRIBUNAL DE BRUXELLES.

Je regrette infiniment que MM. Pasquier, Chandelon et Davreux ne nous aient pas fait appeler, M. Hoffmann et moi, pour s'assurer si les bouteilles de Rob qu'ils nous attribuent proviennent bien réellement de notre fabrication ; l'Académie peut être persuadée que nous nous serions rendus avec empressement aux désirs de l'honorable commission qu'elle avait nommée. Je le regrette d'autant plus, que j'ai la conviction que MM. les experts ont opéré sur quelques bouteilles de Rob provenant de contrefaçon, et je suis d'autant plus porté à le croire, que le rapport de MM. Pasquier, Chandelon et Davreux est en contradiction formelle avec celui de MM. les chimistes de Bruxelles. Pour prouver mon assertion, il me suffira de citer quelques extraits, et je vous prie avant votre décision, de vouloir bien prendre connaissance de cette expertise judiciaire.

RAPPORT D'EXPERTISE

de MM. Louyet et Gorrissen sur l'analyse du contenu de quatre bouteilles
en cause, du sieur Brunin-Labiniau, pharmacien à Bruxelles.

Nous soussignés, Paulin Louyet, professeur de chimie au Musée de l'Industrie de
Bruxelles, membre correspondant de l'Académie royale de Belgique, et Romain Gorrissen, docteur en médecine et en pharmacie, etc; nous étant rendus dans le cabinet de
M. le juge d'instruction Berghmans, le 31 octobre 1849, après avoir prêté serment
entre les mains dudit juge, il nous a été remis quatre bouteilles enveloppées de papier,
duement cachetées et scellées, renfermant toutes quatre des liquides, afin que nous
procédions à l'analyse de ces substances, analyse dont le but est d'établir la différence
existant entre le contenu des trois dernières bouteilles et celui de la première.

Le lendemain, nous étant rendus dans le laboratoire de l'un de nous, nous commen-
çâmes immédiatement les opérations qui nous étaient demandées, et nous les conti-
nuâmes les jours suivants.

1er paquet. Ce paquet renfermait une bouteille à laquelle se trouvait fixée par une
ficelle une étiquette ainsi conçue : « *Tribunal de Bruxelles, pièce de conviction en
cause de Brunin Labiniau, une bouteille* VÉRITABLE *saisie chez Brunin.* » (1)

Examen du liquide renfermé dans la première bouteille. — Pour distinguer le Rob
Laffecteur du docteur Giraudeau, nous appellerons ce liquide Rob nº 1. Le Rob nº 1
est un liquide épais, sirupeux, transparent, d'un brun clair, d'une odeur assez faible qui
rappelle celle de la salsepareille et du miel; cette odeur devient plus marquée quand on
échauffe la liqueur mêlée avec de l'eau. Le Rob nº 1 donne une liqueur limpide, d'un
brun clair, *moussant fortement* par l'agitation; la mousse persiste même après vingt-
quatre heures. Concentré par la chaleur, le Rob nº 1 donne un extrait extrêmement
filant, d'un brun jaunâtre, clair et transparent.

Densité. — La densité du Rob a été prise par la méthode du flacon, à la température
de 16 c., elle a été trouvée égale à 1,338.

Examen du liquide renfermé dans la deuxième bouteille. — Nous donnerons à
ce liquide le nom de Rob nº 2 (Rob Brunin). L'odeur de cette substance est beaucoup
plus caractérisée que celle du Rob nº 1. Elle en diffère totalement, au point qu'à l'odorat seul, il est impossible de les confondre. Cette odeur rappelle tout à la fois celle du
pain d'épices, de la mélasse et de l'anis. Ce Rob constitue un liquide épais, brun
foncé, sirupeux ; la saveur de ce Rob diffère notablement de celle du Rob nº 1 ; elle
rappelle tout-à-fait le goût du pain d'épices. Ce Rob, étant étendu avec de l'eau,
donne une liqueur d'un brun foncé, légèrement trouble, *qui ne mousse que peu par
l'agitation*, et cette mousse disparaît entièrement après quelques instants de repos.

La différence offerte sous ce rapport par les Robs nos 2 et 1 doit être attribuée à la
présence de la salsepareille dans ce dernier. On sait en effet que cette substance renferme un principe particulier auquel on a donné le nom de *smilacine*, et qui communi-
que à l'eau la propriété de mousser abondamment.

RÉSUMÉ.

Dans notre travail analytique sur les Robs livrés à nos investigations nous ne nous sommes pas soumis à une marche rigoureusement scientifique, quoique l'analyse d'un mélange de matières végétales constitue le problème le plus difficile de la chimie organique,
et alors que la séparation et par suite la distinction de ces matières sont pour la plupart
du temps presque impraticables; nous pourrions néanmoins faire plus que nous n'avons
fait, mais nous n'avons pas voulu perdre de vue l'objet du réquisitoire. En effet, il nous
était dit expressément « que notre analyse devait être faite dans le but d'établir la différence existant entre le contenu des trois dernières bouteilles et celui de la première. »

---

(1) Cette bouteille avait été signée et reconnue véritable par le docteur Giraudeau.

C'est là le but que nous nous sommes principalement efforcés d'atteindre, et nous sommes convaincus d'avoir réussi. Rien n'est plus aisé, en effet, que de faire ressortir, à l'aide de nos expériences, les différences tranchées qui existent entre le Rob que nous avons appelé n° 1 et les Robs n° 2 et 3.

1° Ces liquides diffèrent d'aspect, de couleur, d'odeur et de saveur, au point qu'avec ces seuls caractères il est impossible de confondre le Rob n° 1 avec les Robs n° 2 et 3.

2° Mêlé avec de l'eau et agité, le Rob n° 1 donne une liqueur qui mousse abondamment et dont la mousse persiste, même après vingt-quatre heures ; les Robs n° 2 et 3 ne présentent pas ce phénomène.

3° La densité du Rob n° 1 = 1,338, celle du Rob n° 2 = 1,355, et celle du Rob n° 3 = 1,366. Ces deux derniers Robs ont donc des densités plus élevées.

4° En effet, ils renferment plus de matières solides que le Rob n° 1 . Tandis que celui-ci en contient 68,218 p. 100, le Rob n° 2 en contient 73,050 p. 100, et le Rob n° 3 75,048 p. 100.

5° 100 grammes de Rob n° 1 ne renferment que 0 gr. 738 de matières fixes; — 100 grammes du Rob n° 2 en contiennent 1 gr. 945, c'est-à-dire presque quatre fois autant, et 100 grammes du Rob n° 3 2 gr. 095.

6° La composition de ces cendres est différente; elle prouve évidemment que le Rob n° 1, *ne contient pas de mélasse*, sinon il eût renfermé tous les éléments minéraux de cette substance, c'est-à-dire du sulfate de potasse et du chlorure de potassium en quantité assez notable, du carbonate de chaux donné par l'acétate de chaux que renferme la mélasse et la silice. L'absence de ces corps, le goût et l'odeur du Rob n° 1, nous suffisent pour affirmer que la melasse n'entre pas dans sa confection ; d'ailleurs, nous avons constaté *qu'une solution de melasse* offre des réactions que ne présente pas le Rob n° 1. Ainsi, le nitrate de buryte y forme un très faible précipité insoluble dans l'acide azotique, le sous-acétate de plomb y forme un précipité *jaunâtre très volumineux*.

Par les raisons énumérées, la composition des cendres des Robs n° 2 et 3, le goût, l'odeur de ces Robs, leurs réactions, nous indiquent qu'ils renferment de la mélasse au nombre de leurs éléments constitutifs.

7° L'acide nitrique ne change pas la couleur d'un solutum fait avec le Rob n° 1 ; au contraire, l'acide nitrique (et les autres acides) fait passer *au rouge groseille vif* la couleur jaune brun des solutums faits avec les Robs n° 2 et 3 Ce caractère est très tranché.

8° 100 grammes de Rob n° 1 ne renferment que 0 gr. 040 de matière insoluble dans l'eau ; tandis que la même quantité de Rob n° 2 en contient 0 gr. 230, c'est-à-dire environ six fois autant, et que 100 grammes Rob n° 3 ne renferment que 0 gr. 200. Les matières insolubles dans l'eau renfermées dans les Robs n° 2 et 3 se ressemblent; elles diffèrent, au contraire, de la matière insoluble dans l'eau renfermée dans le Rob n° 1.

9° Le pouvoir décolorant initial exercé par des solutums *au même titre*, faits avec les Robs n° 1, 2 et 3 sur une même quantité de solution de tartrate de cuivre dans la potasse, est aussi très différent; ainsi, 50 *cc* de la liqueur cuivreuse ont exigé pour être décolorés 5 *cc* 5 du solutum fait avec le Rob n° 1,

7 *cc* du n° 2,
6 *cc* du n° 3.

Nous attribuons ce pouvoir plus considérable que possède, sous ce rapport le Rob n° 1, aux extraits végétaux qu'il doit renfermer.

10° Deux procédés saccharimétrique, employés successivement ont offert pour le contenu des Robs un sucre cristallisable En voici les résultats :

1ᶜʳ procédé.—Rob n° 1, 25 p. 100, Rob n° 2, 26 p. 100, Rob n° 3, 29 p. 100.
2ᵉ procédé.—Rob n° 1, 21 p. 100, Rob n° 2, 29 p. 100, Rob n° 3, 31 p. 100.

Vu l'exatitude du procédé, nous n'hésitons pas à donner la préférence aux derniers chiffres fournis par la saccharimétrie optique.

Ainsi, les Robs n° 2 et 3 renferment plus de sucre cristallisable que le Rob n° 1, mais il contiennent de la mélasse, laquelle, comme nous l'avons déjà dit, renferme plus de la moitié de son poids de sucre cristallisable.

11° En traitant des quantités égales de solutums de Robs par le sous-acétate de plomb, recueillant et pesant les précipités formés, nous avons obtenu également de notables différences.

> Le Rob n° 1 a donné un précipité qui pesait 0 gr 262,
> Le Rob n° 2   1 gr. 252,
> Le Rob n° 3   1 gr. 751.

La couleur et l'aspect du premier précipité étaient aussi bien différents de la couleur de l'aspect des derniers.

12° Enfin, l'acool bouillant dissout le Rob n° 1 en entier, les Robs n° 2 et 3 laiss nt au contraire des risidus insolubles dans ce véhicule, et différents entre eux.

En résumé, nous sommes donc tout-à-fait fondés de dire : que le liquide renfermé dans la première bouteille, et que nous avons appelé Rob n° 1, *diffère essentiellement* des liquides renfermés dans les autres bouteilles ; que les différences établies par nos expériences sont nettes, tranchées, et qu'il n'est pas possible de confondre ces liquides entre eux ; que la matière sucrée qui entre dans la confection du Rob n° 1 paraît n'être pas la majeure partie du sucre cristallisable ; qu'il est fort probable que ce Rob renferme de l'extrait de salsepareille auquel il doit sa propriété mousseuse ; que l'état de la science ne nous permet pas de donner sa composition, vu qu'il ne renferme que des matières végétales.

Quant aux Robs n° 2 et 3, nous avons lieu de croire qu'ils contiennent beaucoup de mélasse et beaucoup moins d'extraits végétaux (si même ils en contiennent) que le Rob n° 1 ; qu'il n'est pas probable qu'ils contiennent de salsepareille ; que nous ne croyons pas que l'ingestion de ces Robs puisse être réellement nuisible à la santé, à moins que, le prenant comme remède, la substance pouvant être inactive, la maladie non enrayée, ne fasse des progrès. Bien qu'ayant beaucoup de caractères communs, les Robs n° 2 et 3 ne sont pas tout à fait identiques ; ainsi les densités diffèrent, comme le contenu en cendres et en matières solides. Nous avons assez insisté sur les autres différences qu'ils offrent entre eux. Cependant, les principaux caractères de l'un se trouvent dans l'autre. Ils se colorent tous deux en rouge groseille par l'acide nitrique ; ils renferment les éléments principaux de la mélasse, etc., etc. Cependant, répétons-le, *ce ne sont pas des comporis semblables*, puisqu'ils offrent des différences qui ne peuvent être expliquées seulement par un autre dosage dans les matières employées à sa préparation.

Enfin, le contenu des deux dernières bouteilles (les deux demi-bouteilles) était absolument identique, et c'est pour cette raison que nous avons désigné et examiné ces con tenus sous le nom collectif de Rob n° 3.

Fait et clos à Bruxelles, le 11 février 1850.

Signé : Louyet et Gorrissen.

S'il s'agissait d'un procès criminel, voyez combien grand serait l'embarras des jurés. Trois commissions de chimistes honorables et distingués analysent une seule et même substance ; deux expertises ordonnées par les tribunaux de Paris et de Bruxelles, trouvent tels et tels élémens. Leurs conc usions ont la plus grande concordance ; et tout-à-coup, à Liège surgit une troisième expertise qui vient contredire tout ce qui a été avancé. Il y a évidemment erreur d'un côté ou de l'autre, et l'on conclura de ces divergences que l'analyse synthé ique des substances végétales est encore bien imparfaite et bien au dessous des résultats précis, mathématiques, fournis par les analyses des substances minéra'es.

CONCLUSIONS.

Le Rapport des experts, au lieu de se borner à répondre à la proposition faite par M. Pasquier, a fait un code de jurisprudence pour les sirops pharmaceutiques

L'analyse qui.a été faite du Rob diffère entièrement, dans ses résultats, de ceux obtenus par les experts nommés par les tribunaux de Bruxelles et de Paris, en ce qu'il a été constaté par les deux rapports chimiques ordonnés par la justice, que toutes les bouteilles de Rob-Laffecteur étaient identiques dans leur composition, puisque le type qu'on avait pris à Paris marquant 30°, était un Rob que je n'ai jamais reconnu et qui provenait, dit-on, d'une ancienne fabrication. Mais les tribunaux ont rejeté ce type faux et mensonger.

Quant aux réimpressions des allégations diffamatoires, elles ont été condamnées par les tribunaux français, et je pense qu'aucun membre de l'Académie ne se les appropriera pour les reproduire dans la discussion : preuve manifeste que les expériences de MM. les experts ont été mal faites, ou qu'ils ont opéré sur des Robs contrefaits, dont la Belgique est inondée. Je signalerai cette différence radicale, page 3 du rapport, conçue en ces termes :

« On a mélangé une même quantité de Rob et d'eau, puis on a filtré. » Le Rob n° 1 a laissé sur le filtre une matière *épaisse, visqueuse* et *collante* comme celle que Bucquet a observée dans le Rob primitif. Quant » aux autres numéros, si l'on en excepte 2 ou 3, qui ont donné de légères » traces d'une matière qui n'était ni visqueuse, ni collante, ils n'ont rien » laissé sur les filtres. »

Or, MM. Lassaigne, Lesueur et Tardieu, chimistes, nommés par le tribunal de Paris, disent tout le contraire et s'expriment ainsi :

« Un caractère commun à toutes les bouteilles de Rob de B. Laffecteur, » C. D. E. F. G. H. R. L., se rencontre dans le trouble qu'elles présentent; en les mélangeant à l'eau distillée, elles laissent déposer par l'action de ce liquide une matière floconneuse d'un jaune brun, composé » d'une *matière colorante jaune, brunâtre*, d'un peu de *matière grasse* et » d'une *matière* azotée analogue à l'*albumine coagulée*, ainsi que nous nous » en sommes assurés en chauffant le dépôt dans un tube à l'orifice duquel » on avait placé du papier de Tournesol rougi, lequel est devenu bleu par » le dégagement des vapeurs dont l'odeur était ammoniacale.
» Ces divers sirops se ressemblent aussi entre eux par la matière *sucrée* » jaunâtre, épaissie et visqueuse qu'en isole l'alcool absolu, comme nous

» l'avons remarqué pour la bouteille C et qui avait été composée en
» 1843. »

Depuis 1778, le Rob de Laffecteur a subi bien des épreuves, mais toujours il a triomphé des obstacles qu'on lui a suscités. 1793 arriva, détruisit tous les priviléges. et la Convention maintint celui de Lafféteur. Boyveau fut chargé d'approvisionner la marine de l'État pendant les guerres de la République.

Napoléon, ennemi de tous les priviléges qui n'émanaient pas de sa puissance, promulgua la loi organique de l'an XI sur la pharmacie et supprima par les art. 32 et 36 tous les remèdes secrets ; et deux ans plus tard, reconnaissant la légitimité des droits de Laffecteur, il rendit le décret de l'an XIII sur la requête du docteur Boyveau.

Napoléon, dans toute sa puissance, fait le décret de 1810, qui devait faire cesser les remèdes secrets et les soumettre à l'analyse, et, vaincu par la force du droit, il rendit un nouveau décret en 1810, qui, plus équitable, fixe les droits des propriétaires de remèdes secrets sans les soumettre à l'examen préalable. La Restauration confirma les droits légitimes des propriétaires du Rob de Laffecteur ; sous Louis-Philippe il en fut de même: Tous les préfets de France ont pris des arrêtés en conseil de préfecture sur l'avis des Jurys médicaux et du ministre du Commerce pour autoriser administrativement la vente du Rob de Laffecteur. Et un jour viendra, soyez-en bien persuadés, Messieurs, où dans l'intérêt des médecins et de la santé des malades, le gouvernement belge fera exécuter le susdit décret en m'appelant à son aide pour étouffer la contrefaçon d'un remède qui peut causer les plus grands malheurs quand il y a sophistication, comme l'a démontré le procès intenté à M. Brunin. Comment la vindicte publique aurait-elle pu le frapper si je n'étais venu hardiment dire et affirmer: Non ce Rob n'est pas celui de Laffecteur; non, ce n'est pas là l'étiquette ni la signature, c'est l'œuvre d'un faussaire, et en pharmacie la contre-façon est plus grave qu'en matière commerciale, car si l'imitation d'un livre qui se vend en France 6 fr. ne coûte en Belgique que 1 fr., il n'y a pas lésion pour l'acheteur belge ; mais la pharmacie est régie par des lois spéciales : la contrefaçon ici peut revêtir les formes de l'escroquerie et de l'empoisonnement.

Si le décret de l'an XIII n'était pas appliqué en Belgique, vous verriez pulluler des myriades de bouteilles de Rob fabriqué au gré et aux caprices de tous les débitants, à moins que la recette de M. Pasquier ne soit un jour adoptée par le gouvernement; mais ce ne sera jamais que la formule Pasquier ou Van Mons, et jamais le Rob de Laffecteur.

La discussion brillante et passionnée qui eut lieu en 1849, les luttes d'éloquence des académiciens belges sont un fait acquis à l'histoire du Rob et rien au monde ne peut effacer le triomphe éclatant qu'il obtint alors. Ira-t-on également annuler les commandes faites et payées par le ministère de la guerre ; l'arrêté du ministre des finances qui, pour l'armée, exempte le Rob des droits de douane? Quoi que vous fassiez, comme on l'a dit à votre académie, le Rob entrera en Belgique, et si vous le frappez d'ostracisme, il a assez de puissance pour passer par dessus ou par dessous toutes les lignes de douanes. L'expérience n'a-t-elle pas déjà prouvé que quand un malade veut ce Rob, il sait se le procurer, dût-il venir le consommer en France?

On a vu quelque fois un tribunal supérieur casser un jugement rendu par une juridiction inférieure, mais jamais on n'a vu un corps savant ayant pris une décision motivée sur l'intérêt de l'*art* et de l'*humanité*, avoir eu la pensée de se déjuger à deux ans de distance, et je suis persuadé que l'Académie passera à l'ordre du jour, sans discussion, sur la proposition de M. Pasquier, qui est seule en cause, et dont le rapport n'en est pas le corollaire.

Dans cette attente, j'ai l'honneur d'être avec le plus profond respect,

Messieurs,

Votre très humble et obéissant serviteur,

GIRAUDEAU,

Docteur-médecin, chef de bataillon de la Garde nationale,

rue Richer, 12, à Paris.

Paris. — Imprimerie Lange Lévy et Comp., 16, rue du Croissant.